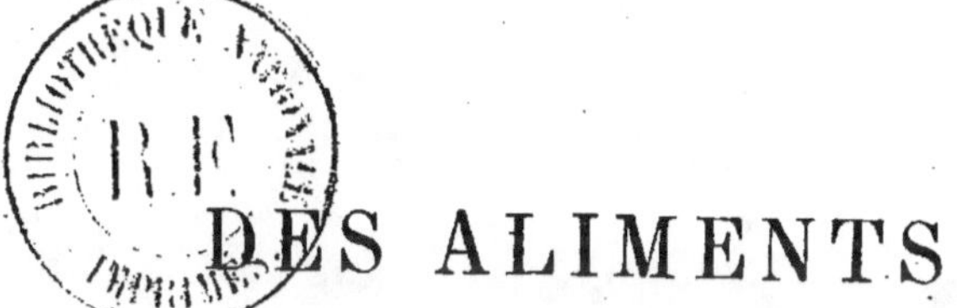

DES ALIMENTS

DES ALIMENTS

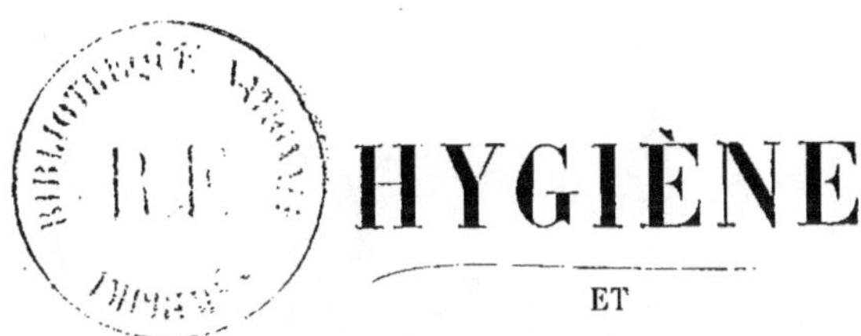

HYGIÈNE

ET

RÉGIMES ALIMENTAIRES

PAR

H. CATHELINEAU,
Chef de Laboratoire à l'hôpital St-Louis,
Lauréat de l'Institut,
Lauréat de l'Académie de Médecine.

A. LEBRASSEUR,
Ingénieur-Chimiste,
1" Chimiste adjoint au Laboratoire central
des Contributions indirectes.

Avec 31 Tableaux en couleurs

PARIS

RUEFF ET CIE, ÉDITEURS

106, BOULEVARD SAINT-GERMAIN, 106

1897

INTRODUCTION

En écrivant cet ouvrage inspiré par M. le docteur
Albert Robin, nous nous sommes efforcés de réunir
d'une façon aussi concrète que possible les notions d'hygiène alimentaire qu'on rencontre dans la littérature
médicale.

Il est divisé en trois parties :

Dans la première, nous appuyant surtout sur les
travaux de Payen, de Girardin, de Kœnig, de Voit, de
Wolff, nous avons donné sous forme de tableaux et de
planches coloriées la composition des divers aliments,
tant du règne animal que du règne végétal.

A côté des parties constituantes de ces aliments (matières albuminoïdes, graisses, hydrates de carbone,
cendres, cellulose), nous avons indiqué la nature des
éléments minéraux qui entrent dans la composition de
ces cendres et établi des tableaux où sont indiquées,
par ordre de croissance, les richesses des aliments en
ces divers éléments. La nutrition minérale a pris en

effet depuis quelques années une importance capitale. (Bunge, A. Robin, Gaube). Cette notion a permis d'établir une thérapeutique toute nouvelle, importante surtout pour les organismes en voie de développement ou pour ceux frappés d'une déminéralisation chronique ou passagère.

Dans la deuxième partie, nous avons envisagé l'alimentation suivant les conditions sociales, les différentes professions, les âges de la vie et suivant les sexes.

Nous avons cherché en outre à établir les règles qui doivent présider à l'établissement d'une ration alimentaire, appropriée aux conditions économiques. Nous plaçant alors à ce point de vue spécial, nous avons montré comment on pouvait arriver, par une sélection raisonnée de divers aliments, à établir une ration d'entretien abondante et substantielle, pour un prix minime, et cela par un calcul simple, effectué au moyen de tables appropriées.

Dans la troisième partie enfin, mettant à contribution les travaux de nombreux auteurs d'ouvrages d'hygiène alimentaire (G. Sée, Dujardin-Beaumetz, Weir Mitchell, Œrtel, Mathieu, A. Robin, Ebstein, Boas, Senator etc.), nous avons abordé la question du traitement hygiénique de diverses maladies, dans lesquelles le traitement pharmaceutique n'a qu'une part restreinte et où le choix des aliments a une importante capitale.

———

Matières albuminoïdes..... .....

Graisses......................

Hydrates de carbone............

Cendres ....

Cellulose ....

Alcool ....

———

PREMIÈRE PARTIE

DES ALIMENTS ET DE LEUR COMPOSITION

ALIMENTS

On donne le nom d'Aliment à toute substance qui, introduite dans l'organisme vivant, fournit à celui-ci les matériaux suffisants à son développement et à son entretien.

Nous aurons ainsi à considérer trois sortes d'aliments :

1º Ceux qui servent en même temps à la réparation des tissus et à la production d'énergie, comme c'est le cas, pour les *matières albuminoïdes* et les *graisses*.

2º Ceux qui sont uniquement une source d'énergie, comme les *hydrates de carbone*, les matières *gélatineuses*, *l'oxygène*.

3º Ceux dont la fonction est de remplacer les aliments disparus, sans produire aucune énergie, comme c'est le cas pour *l'eau* et les *sels inorganiques*.

Nous les décrirons dans l'ordre suivant :

I. ALIMENTS ORGANIQUES

Albuminoïdes, graisses, hydrates de carbone.

II. ALIMENTS INORGANIQUES

Eau et sels minéraux.

1° MATIÈRES ALBUMINOÏDES

Toutes les matières albuminoïdes sont formées par la combinaison de cinq éléments dans des proportions qui diffèrent très peu :

Carbone..............	50 — 55	%
Hydrogène............	6,6 — 7,30	%
Azote................	15 — 19	%
Soufre...............	0,3 — 2,40	%
Oxygène.............	19 — 24	%

Quant aux matières albuminoïdes qui contiennent du phosphore et du fer, elles en renferment à peu près :

Phosphore............	0,40 — 0,80	%
Fer	0,33 — 0,59	%

2° MATIÈRES GÉLATINEUSES

Les matières gélatineuses ressemblent aux matières albuminoïdes ; leur composition centésimale est à peu près identique à celle des matières albuminoïdes; elles sont plus pauvres en carbone et plus riches en oxygène.

Carbone	49,3 — 50,80	%
Hydrogène.......	6,5 — 6,60	%
Azote............	17,5 — 18,40	%
Oxygène..............	24,9 — 26	%
Soufre................	" 0,56	%

La Gélatine est incapable de remplacer les matières albuminoïdes des aliments.

Hydrates de Carbone. — Ces composés forment la partie la plus importante des aliments d'origine végétale.

Toutes ces substances, exemptes de soufre et d'azote, répondent à la formule générale :

$$C^n (H^2 O)^{n^1}$$

C'est à dire qu'à côté du carbone, elles renferment l'hydrogène et l'oxygène dans des proportions nécessaires pour la formation de l'eau, d'où le nom d'hydrates de carbone ou d'hydrocarbonés.

On peut les ranger dans l'ordre suivant :

1° *type* $C^6 H^{12} O^6$ — *dextrose, lévulose, galactose :*
2° *type* $C^{12} H^{22} O^{11}$ — *saccharose, lactose, maltose ;*
3° *type* $C^{18} H^{32} O^{16}$ — *raffinose, melezitose ;*
4° *type* $(C^{16} H^{10} O^5)^{11}$ — *amidon, cellulose, dextrine, gommes, mucilages, matières pectiques,*

Corps gras. — Ce sont des substances qui, de tous les aliments, sont résorbées de la façon la plus complète.

Ce sont des éthers acides d'un alcool triatomique, la glycérine.

Les plus répandus sont :

Les acides : palmitique $C^{16} H^{32} O^2$
— stéarique $C^{18} H^{36} O^2$
— oléique $C^{18} H^{34} O^2$

Ce sont des aliments thermogènes, c'est-à-dire essentiellement propres à entretenir la chaleur animale.

La graisse ne se retrouve pas à l'état libre dans les sécrétions. Elle ne peut donc s'éliminer que par les poumons et la peau, très probablement à l'état d'acide carbonique et d'eau.

ALIMENTS ORGANIQUES

LAIT

Le lait peut être considéré comme le type des aliments complets.

On y rencontre associés, des principes azotés, des corps gras et des hydrates de carbone, des sels minéraux, en proportions telles que son emploi exclusif suffit à la nourriture et au développement des enfants en bas âge.

Quelle que soit son origine, sa composition est toujours sensiblement la même ; les différences portent seulement sur les proportions des éléments qui y sont contenus.

D'une façon générale, il se compose d'eau tenant en suspension, par émulsion, des gouttes de graisse qui lui donnent son aspect particulier et, en dissolution, des matières albuminoïdes (Caséine, albumine), une matière sucrée (Lactose ou sucre de lait), des sels parmi lesquels prédomine le phosphate de chaux.

LAIT

	ALBUMINOÏDES	GRAISSE	HYDRATE de CARBONE	CENDRES	EAU
Lait de femme....	1.05	4.34	7.61	0.21	90. »
— d'ânesse.....	1.23	3. »	6.93	0.45	91. 4
— de chèvre....	4.42	6. »	4.85	0.91	86.95
— de jument...	1.94	1.22	4.69	0.57	91.58
— de vache....	3. 9	3. 5	4. 6	0.75	87.25
Lait écrémé......	4.02	0.77	4.74	0.77	89.70
Crème douce.....	2.75	35. »	3.12	0.50	58.63

	ALBUMINOÏDES	GRAISSE	HYDRATE de CARBONE	CENDRES	EAU
Lait caillé........	17. »	3. 5	2. 5	2. »	75. »
Petit lait de fromage.........	0.80	0. 2	5. »	0.50	93.50
Lait condensé....	14.60	14. »	15. 4	2. 3	53.60
Lait condensé avec sucre.........	11.79	10.35	36.22	2.19	39.50
Koumys.........	3. »	2. »	2. (alcool)	0.50	90.50
Kóphyr............	4. »	2. »	2 (alcool)	0.50	90.50
Farine lactée.....	9.75	4.28	76. »	1.77	8. 2
Soupe au lait et au riz............	5. »	4. 5	13. »	»	76. »
Soupe au lait et au gruau........	5. »	4. 5	12. 5	»	77. »
Riz au lait.......	5.50	6. »	24. »	»	64. »
Beurre..........	0.80	83. »	0.63	1.50	14.50

Quantité de Lait en 24 heures.

		SELS
Femme (environ).......	0.850	1.80
Anesse (environ)......	1.500	7.20
Chèvre (environ)......	1.000	9.10
Vache (environ).......	18.500	111.

*Comparaison entre les sels du lait chez la femme
et chez la vache*

PRINCIPES CONTENUS dans 100 parties de cendres	LAIT DE FEMME (Wildenstein)	LAIT DE VACHE			
		(Weber)		(Haidlen)	
Chlorure de sodium...	10.73	4.74	16.23	4.89	4.43
— de potassium.	26.33	14.18	9.49	29.38	23.86
Potasse...............	21.44	23.46	23.77	»	»
Soude...............	»	6.96	»	8.57	5.86
Chaux	18.78	17.34	17.31	25.51	24.25
Magnésie	0.87	2.20	1.90	3.87	3.78
Oxyde de fer.........	»	0.47	0.31	»	»
Acide phosphorique...	19.	28.04	29.13	20.32	25.
Phosphate de fer.....	0.21	»	»	1.52	1.
Acide sulfurique......	2.64	0.05	1.15	»	»
Acide carbonique.....	»	2.50	»	»	»
Silice...............	»	0.06	0.09	»	»

Influence de la nourriture sur la composition du lait

	BEURRE	CASÉINE	Albumine	SUCRE	SELS
	%	%	%	%	%
Nourrice très bien nourrie pendant 3 jours.	7.60	0.85	0.40	7.31	0.15
La même nourrice nourrie pendant 3 jours de pain, de légumes, en quantité insuffisante.....	5.09	0.41	1.10	7.05	0.18

Différence dans la composition du lait avant de donner le sein et après avoir donné le sein.

	RÉSIDU SEC	BEURRE
Avant de donner le sein........	11.56	3.12
Après avoir donné le sein......	14.04	5.10

Analyse du lait de vache (1)

Beurre.................	»	38.40
Lactose.....................	»	51.85
Caséine.................... ..	»	23.82
Chlorure de potassium........	0.994	»
— de sodium............	458	»
Phosphate de potasse.	073	»
— de chaux...	3.458	»
— de magnésie.......	657	»
— de fer...............	248	»
Sulfate de potasse...........	703	»
Silicate....................	018	»
Carbonate de soude..........	671	»
Eau.......................	»	910.55
Poids d'un litre de lait à + 15° = 1.031,90..............	»	1.031.90

(1) Marchand.

VARIATIONS DE COMPOSITION DU LAIT (1)

Le rendement d'une vache en lait, la composition chimique et la qualité de ce liquide sont influencés par un grand nombre de circonstances qui sont :

1° L'état de plénitude ou de vacuité de l'utérus ;

2° La race de l'animal ;

3° L'âge, la castration, les maladies, la stabulation, le travail ;

4° La saison, le climat, l'alimentation ;

5° Le nombre des traites, les heures auxquelles elles sont faites ; enfin les diverses portions d'une même traite n'ont pas la même composition.

I

Influence de la portée sur la composition du lait de vache (2)

PRINCIPES CONTENUS dans 100 parties en poids	TEMPS ÉCOULÉ DEPUIS LA FÉCONDATION MOIS						
	1	2	3	4	5	6	7
Caséine et albumine..	4.80	5.81	5.14	5.17	5.49	5.	11.5
Beurre..............	4.25	7.06	4.75	3.74	4.33	3.53	4.41
Lactose	3.57	3.87	3.40	3.45	3.68	3.20	7.67
Cendres...	0.66	0.57	0.65	0.70	0.71	0.54	1.16
Extrait sec..........	13.28	17.31	13.94	13.10	14.21	12.27	27.74

(1) *Documents sur les falsifications des substances alimentaires et sur les travaux du Laboratoire municipal*, p. 289 et suiv.. Paris, 1885.
(2) Vernois et Becquerel.

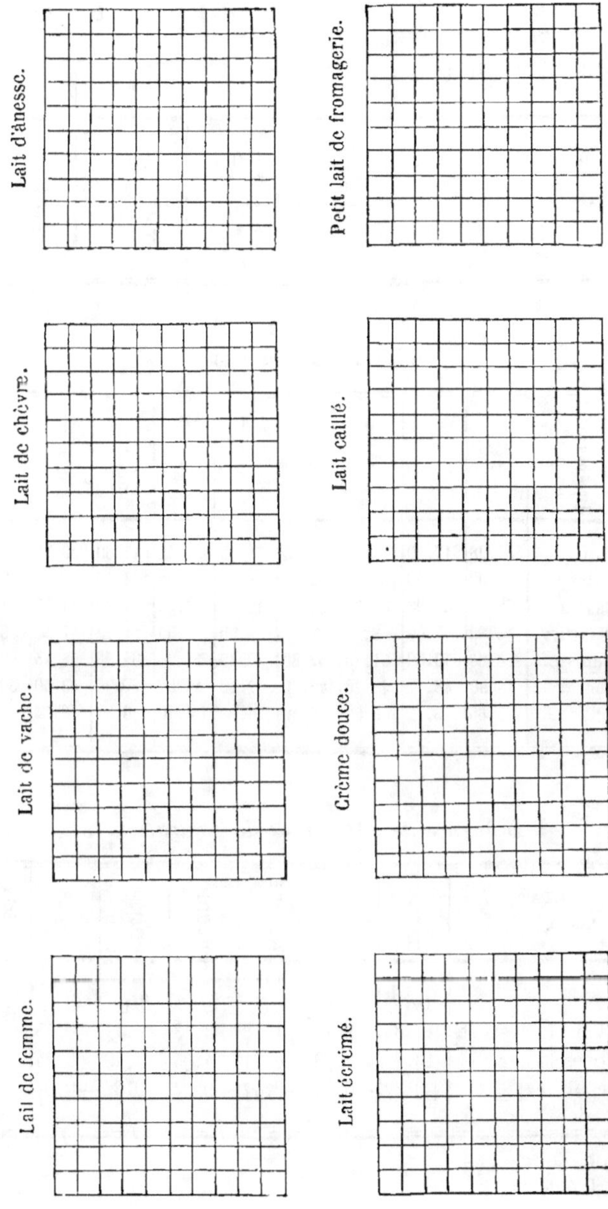
LAIT
Lait d'ânesse.
Petit lait de fromagerie.
Lait de chèvre.
Lait caillé.
Lait de vache.
Crème douce.
Lait de femme.
Lait écrémé.

PRINCIPES CONTENUS dans 1000 parties en poids	TEMPS ÉCOULÉ APRÈS LA NAISSANCE MOIS		
	1	2 à 3	7 à 8
Densité........................	1.0316	1.0316	1.0326
Extrait........................	142.	130.	140.
Beurre........................	47.5	35.	42.

II

Influence de la race (1)

PRINCIPES dans 1000 parties en poids	SUISSE	TYROL	SAXE	STYRIE	NORMANDIE	BRETAGNE	DURHAM	HOLLANDE	BELGIQUE
Eau......	851.98	817.40	849.90	853.15	871.80	837.48	845.60	839.72	857.70
Extrait ..	148.02	182.60	150.10	146.85	128.20	162.52	154.40	160.28	142.30
Caséine..	22.56	41.98	37.64	22.63	42.18	46.24	32.60	34.87	31.50
Albumine...	3.08	7.60	8.	8.82	5.50	7.90	11.12	7.32	9.10
Beurre ..	70.88	79.60	51.40	62.80	32.40	57.04	64.10	68.45	62.
Sucre....	45.90	48.42	46.26	46.20	42.12	45.54	39.70	43.50	39.92
Sels	5.60	5.	6.80	6.40	6.	6.20	6.82	6.14	6.78

III

Influence de l'âge et de la castration (2)

ETAT des vaches	EXTRAIT	CASÉINE	ALBUMINE	BEURRE	LACTOSE	SELS	OBSERVATIONS
	0/0	0/0	0/0	0/0	0/0	0/0	
Avant la castrat.	12.35	3.12	1.18	3.13	4.17	0.75	Moyenne de 3 vaches
Après la castrat.	13.07	3.08	0.71	4.05	4.49	0.74	
Résultats	+0.72	—0.04	—0.47	+0.92	+0.32	—0.01	

(1) Gorup-Bosanez.
(2) Dieulafait.

IV

Influence de l'alimentation (1)

NATURE DE L'ALIMENTATION	EXTRAIT	CASÉINE ET albumine	BEURRE	LACTOSE	SELS
Pâturage......................	13.25	4.65	4.66	3.40	0.55
Foin, farine d'avoine et haricots.	14.15	4.65	4.25	4.65	0.60
Foin, pommes de terre et haricots.	14.45	3.30	5.80	4.80	0.55
Foin et pommes de terre........	12.35	3.70	4.75	3.35	0.55

V

Influence de la traite (2)

HEURES DES TRAITES	EXTRAIT	CASÉINE et Albumine	BEURRE	LACTOSE	SELS
Lait du matin..................	12.55	3.30	3.81	4.70	0.74
Lait du soir...................	13.07	3.35	4.28	4.71	0.73

Variations des différentes portions d'une même traite

PRINCIPES POUR 1000cc	1e EXPÉRIENCE 20 litres par jour		2e EXPÉRIENCE 14 litres par jour		3e EXPÉRIENCE 20 litres par jour	
	1er litre	20e litre	1er litre	14e litre	1er litre	20e litre
Beurre	14.50	75.70	18.50	45.00	8.80	65.60
Caséine.........	40.	42.	42.60	40.80	37.60	34.40
Lactose.........	53.60	48.50	58.10	52.30	58.80	54.60
Totaux.........	108.10	166.20	119.20	138.10	105 20	154.60

(1) Playfair.
(2) Scheven.

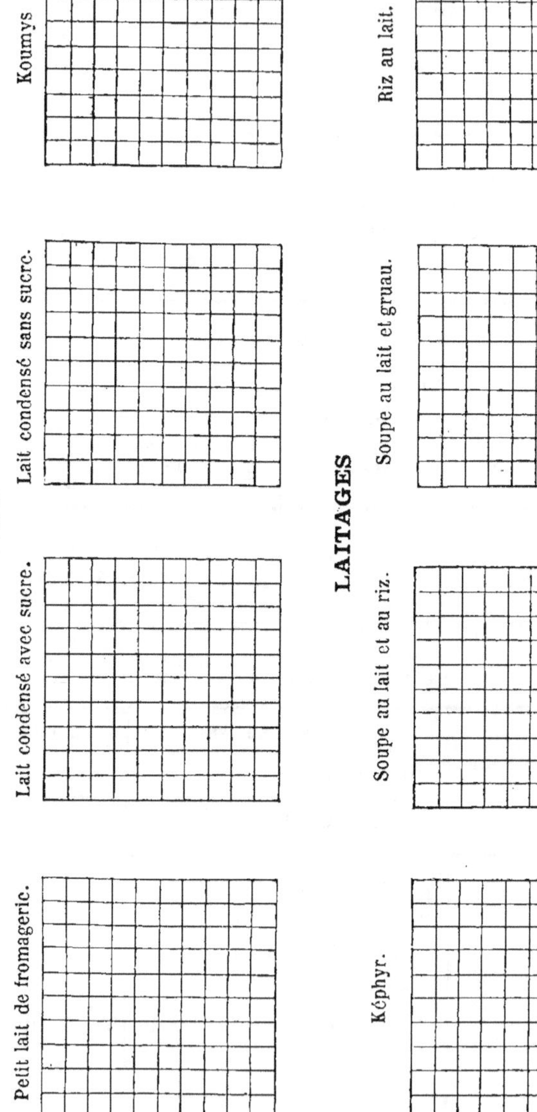

LAIT
Koumys
Lait condensé sans sucre.
Lait condensé avec sucre.
Petit lait de fromagerie.
LAITAGES
Riz au lait.
Soupe au lait et gruau.
Soupe au lait et au riz.
Képhyr.

PETITS LAITS

Le lactose du lait sous l'influence d'un ferment spécial
(oïdium lactis ou bacterium termo) se transforme en acide
lactique

$$C^{12}\ H^{24}\ O^{12} = 4\ (C^3\ H^6\ O^3)$$

Dans ces conditions, la caséine se précipite, le lait se
sépare en deux parties : le sérum ou petit lait, qui se compose surtout des sels, d'un peu de sucre et de beurre, et les
parties solides (caséine, beurre).

	Substances albuminoïdes	Graisse	Hydrates de Carbon
Petit lait du beurre......	0.8	0.2	5.0

CONSERVES DE LAIT

Il existe depuis quelques années, dans le commerce, des
laits ayant subi certaines préparations qui permettent de les
conserver plus ou moins longtemps et de les transporter ; on
les désigne sous le nom de *lait condensé, conserve de lait*.

Ces laits, pour la plupart, sont écrémés ; certains sont
additionnés de sucre.

Pour obtenir un liquide se rapprochant, comme aspect, du
lait normal, on ajoute une quantité d'eau égale à quatre fois
le poids de la conserve et on porte à l'ébullition.

Ces conserves sont défectueuses, car, si on les étend d'eau,
elles donnent bien un liquide opaque simulant le lait naturel,
mais dont la composition est toute différente et beaucoup
plus pauvre.

KOUMYS — KÉPHYR — GALAZYME

Le sucre de lait peut subir la fermentation alcoolique et se
transformer en alcool et acide carbonique sous l'influence de
divers ferments.

On a ainsi le *Koumys* qui n'est autre chose que du lait de
jument fermenté. Suivant que la fermentation a duré plus ou
moins longtemps, on peut distinguer le *Koumys jeune* qui
renferme 1 pour 100 d'alcool et le *Koumys vieux* qui en renferme 2 et 3 pour 100;

Le *Képhyr*, qui est du lait de vache, soumis à l'action d'un microorganisme : le *dipsora caucasica* ;

La *galazyme*, dont la composition varie suivant les auteurs, est un lait rendu alcoolique par addition de sucre et de levure de brasserie.

FARINE LACTÉE

C'est une poudre composée de lait concentré dans le vide à basse température, de pain soumis à une très forte chaleur, de sucre, le tout étant réduit en poudre à gros grain.

Koumys (Hartier) (1)

POUR 1.000 cc	LAIT DE JUMENT	KOUMYS
Albuminoïdes....................	19 à 28	11.20
Matières grasses...............	12 à 15	12.
Sucre de lait....................	53 à 57	22.
Acide lactique................: ..	»	11.50
Acide carbonique...·............	,	7.85
Alcool,........................	»	16.50
Cendres ou sels................	0.280	0.28

Képhyr (Treschnisky) (2)

POUR 1.000 cc	LAIT DE VACHE	KÉPHYR
Albuminoïdes....................	48.	38.
Graisses.......................	38.	20.
Sucre de lait...................	41.60	20.025
Acide lactique..................	»	4.
Alcool,........................	»	8.
Eau et sels	873.	904.975
Densité........................	1.028	1.026

(1) In *Hygiène aliment.*, Dujardin-Beaumetz, p. 41.
(2) In *Hygiène aliment.*, Dujardin-Beaumetz, p. 42.

Galazyme (Saillet) (1).

POUR 1.000cc	
Densité......................................	10.28
Beurre..	32.40
Matières albuminoïdes........................	27.65
Lactose......................................	29.50
Alcool.......................................	12.
Acide carbonique.............................	7.
Acide lactique...............................	10.50
Eau..	880.95

Digestibilité du lait (Forster).

QUANTITÉ NON ABSORBÉE 0/0 SUR 1.217cc INGÉRÉS	
Matière sèche................................	6.35
Cendres......................................	36.50
Chaux..	75.

Digestibilité du lait (**R**ubner) (2).

QUANTITÉ NON ABSORBÉE POUR	2.050cc	2.438cc	3.075cc	4.100cc
Substance sèche..........	8.40	7.80	10.20	9.40
Azote....................	7.	6.50	7.72	12.
Graisse..................	7.10	3.30	5.60	4.60
Cendres..................	46.80	48.80	48.20	44.50

(1) Saillet. Thèse, Paris, 1886.
(2) *Zeitschrift für Biologie*, **XV**, p. 130, 1879.

FROMAGES

Au point de vue de la nutrition, les fromages occupent une place importante vu leur richesse en substance azotée, en graisse et en sels.

Au point de vue de la digestion, leur valeur est non moins grande, car, ainsi que Gubler l'a démontré, ils apportent avec eux un ferment utile qui augmente l'action digestive de l'estomac.

Leur sapidité en fait des aliments d'un goût relevé permettant l'ingestion d'une grande quantité de pain.

Les fromages sont principalement constitués par la caséine du lait d'un certain nombre d'animaux (vache, brebis, chèvre).

La coagulation du lait peut se faire spontanément; on obtient ainsi le fromage *à la pie*. Pour les autres variétés de fromage on a recours à la *présure*, diastase qui imprègne la muqueuse du premier estomac des ruminants ; on peut encore s'adresser aux fleurs d'un chardon particulier.

Les fromages sont dits maigres ou gras suivant que le caillé avec lequel ils ont été préparés provient du lait écrémé ou non écrémé ; néanmoins, les fromages maigres renferment toujours une certaine quantité de matières grasses.

On les divise aussi en *fromages cuits* (Gruyère, Parmesan) et en *fromages crus* à pâte ferme (Chester, Hollande, Roquefort), (lait de chèvre, de brebis) ; en *fromages mous salés* (Brie, Coulommiers, Neufchâtel, Mont-d'Or) (lait de chèvre) ; enfin en *fromages mous frais* (fromages à la crême).

Les phénomènes qui interviennent dans la préparation des fromages sont très complexes.

Ainsi que M. Duclaux l'a démontré (1), certains microbes produisent aux dépens de la caséine des composés ammoniacaux qui rendent la masse alcaline ; il en résulte une saponification qui met en liberté de la glycérine transformée à son

(1) Duclaux. Mémoire sur le lait. *Annales de l'Institut agronomique*, 1882-84-86.

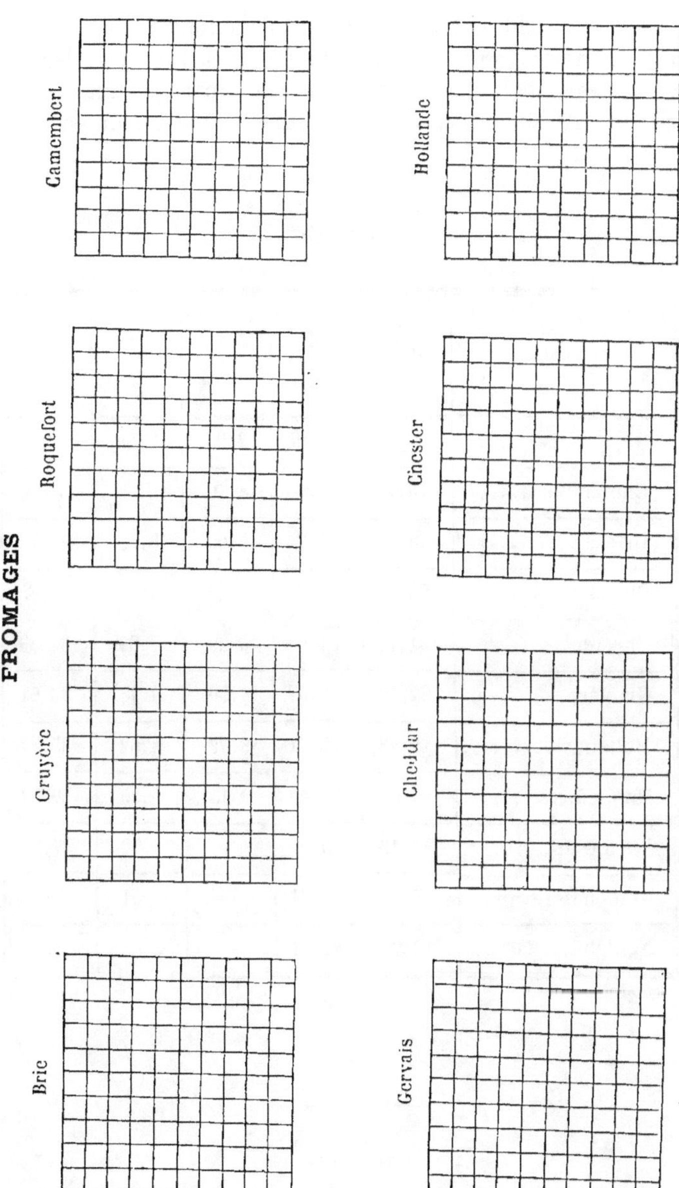
FROMAGES
Camembert
Hollande
Roquefort
Chester
Gruyère
Cheddar
Brie
Gervais

tour et des acides gras qui saturent l'ammoniaque au fur et à mesure de sa production. La matière grasse subit également certaines modifications qui finissent par la transformer en une substance colorée en jaune brunâtre soluble dans l'eau.

Fromages.

FROMAGES	ALBU-MINOÏDES	GRAISSE	HYDRATES DE CARBONE	CENDRES	EAU
Gervais.....	11.80	27.95	2.93	2.58	52.94
Camembert.......	18.75	21.	4.70	3.65	51.90
Brie.............	18.38	25.7	5.60	5.19	45.20
Cheddar	25.	28.91	3.33	4.91	37.85
Chester..........	34.75	21.68	6.09	7.09	30.39
Gruyère	32.42	29.67	4.50	4.78	33.61
Hollande.........	29.48	26.71	3.72	4.62	35.87
Roquefort........	27.69	33.44	3.15	5.35	30.37
Parmesan........	44.10	15.90	»	5.70	27.50
Neufchâtel frais...	8.	40.71	»	0.51	»
Neufchâtel fait....	13.05	41.91	»	3.63	»

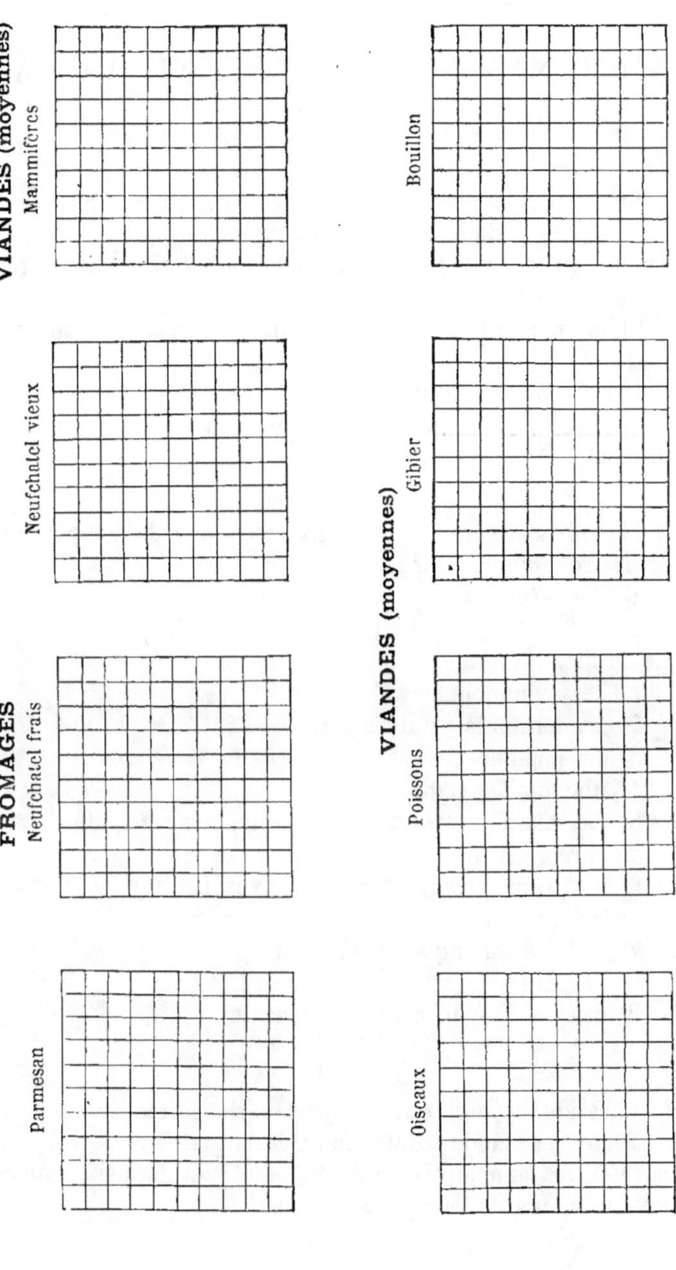

VIANDES (moyennes)
Mammifères
Bouillon
Neufchatel vieux
Gibier
FROMAGES
Neufchatel frais
VIANDES (moyennes)
Poissons
Parmesan
Oiseaux

ALIMENTS TIRÉS DU REGNE ANIMAL

VIANDES.

La Viande, ou chair musculaire, se compose de fibres musculaires, de tendons, de graisse, de vaisseaux et de nerfs, quelle qu'en soit la provenance (herbivores, carnivores, oiseaux, poissons, etc).

Chimiquement, le tissu musculaire se compose de deux parties :

1° *La substance musculaire proprement dite ;*

2° *Un résidu insoluble* (sarcolemme, noyaux musculaires, graisse).

I

La substance musculaire se coagule à la température ordinaire ; on y distingue :

a *la Myosine,*

b *un Suc Musculaire* ou *Serum.*

Ce dernier renferme :

1° des albuminoïdes ;

2° des ferments solubles ;

3° des peptones ;

4° une matière colorante ;

5° des matières azotées non protéiques : (créatine, xanthine, urée, etc.);

6° des principes non azotés : (glycogène, glucose, acide sarcolactique, etc) ;

7° des sels organiques et minéraux ;

8° de l'eau ;

9° des gaz : (acide carbonique, azote).

II

Le résidu insoluble est, en majeure partie, formé par la graisse.

Toutes les viandes contiennent de la graisse.

Chez les animaux engraissés, elle peut former le tiers, voir la moitié de leur poids.

Les graisses de tous les aliments sont résorbées d'une façon complète (1).

On trouve dans les œufs, le cerveau, le sang, dans la chair de certains poissons une substance grasse particulière, la *lécithine*, remarquable par la présence du phosphore (2), à l'état d'acide phosphoglycérique combiné aux acides gras.

On divise les Viandes d'après leur aspect en : *Viandes noires* et en *Viandes blanches*.

1° VIANDES NOIRES

La viande du bœuf, celle du mouton, du porc, entrent dans cette catégorie.

2° VIANDES BLANCHES

La chair du veau, celle des animaux de basse-cour, d'une façon générale, sont comprises sous cette dénomination.

VIANDES RÔTIES

La viande, telle qu'elle est habituellement employée pour l'alimentation est généralement rôtie ou saignante. Sous l'influence de la cuisson, certains principes odorants se développent, variables suivant les espèces. Quand on fait rôtir un morceau de viande, les parties superficielles, chauffées assez brusquement reçoivent une température de 100 à 130 degrés.

L'intérieur est soumis seulement à une température de 50 à 65°. Dans ces conditions, ces viandes sont tendres et juteuses parce que la coagulation de diverses substances organiques, la contraction et le retrait des tissus dans la couche superficielle suffisent pour empêcher l'évaporation et la dessication de leurs parties internes.

La chair de veau, ne contenant pas les mêmes principes aromatiques que la viande d'animaux arrivés au terme de leur développement, devra subir une température allant

---

(1) Rubner. *Zeitschrift f. Biol.*, tome XV, page 189.
(2) On connait les lécithines suivantes :

$$\text{Lecithine distéarique :} \quad C^{44} H^{90} Az PO^9$$
$$\text{Lecithine dipalmitique :} \quad C^{40} H^{82} Az PO^9$$
$$\text{Lecithine dioléique :} \quad C^{44} H^{86} Az PO^9$$

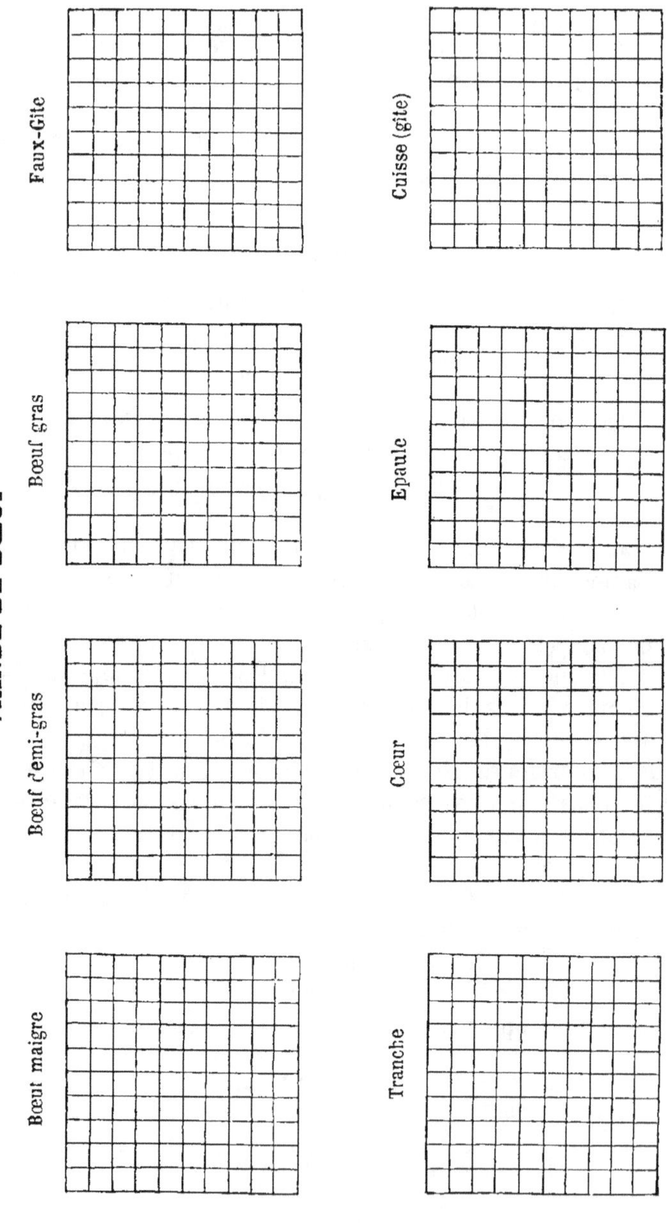
VIANDE DE BŒUF
Faux-Gîte
Cuisse (gîte)
Bœuf gras
Epaule
Bœuf demi-gras
Cœur
Bœuf maigre
Tranche

jusqu'à 90 et 95 degrés, au centre, déterminant dans les couches superficielles une sorte de caramélisation.

Les oiseaux de basse-cour à chair blanche, doivent subir également un degré de cuisson plus avancé que les viandes à chair brune.

VIANDES CRUES

Les viandes crues, introduites dans la thérapeutique par Weis, de Saint-Pétersbourg, doivent être employées aussi rarement que possible. A vrai dire, leur digestibilité serait plus grande, mais il faut être certain de leur qualité (tœnia, trichine, bacilles et bactéries pathogènes). Aussi, faut-il plutôt, comme le conseille M. Dujardin-Beaumetz, s'adresser aux viandes de cheval ou do mouton qu'à celle du bœuf. On délaye généralement la pulpe de viande dans du sirop de groseille ou du bouillon tiède.

ABATS

On distingue dans la boucherie sous le nom d'abats ou issues, les viscères des animaux abattus.

On les distingue en :

1° *Abats rouges,*
2° *Abats blancs.*

Le cœur, le foie, les rognons, les poumons ou mou, qui ont des vertus nutritives assez considérables, sont rangés dans la première catégorie.

Les abats blancs peu nutritifs, exception faite pour la cervelle, mais riches surtout en matières grasses et en phosphore en combinaison organique, sont : le thymus ou ris-de-veau, la langue, le mufle, l'estomac ou tripes, les intestins, les pieds.

ACTION DE LA CUISSON SUR LA VIANDE.

Il résulte des analyses de Payen et de Playfair que la composition de la viande après la cuisson, ne s'écarte pas sensiblement de celle de la viande crue.

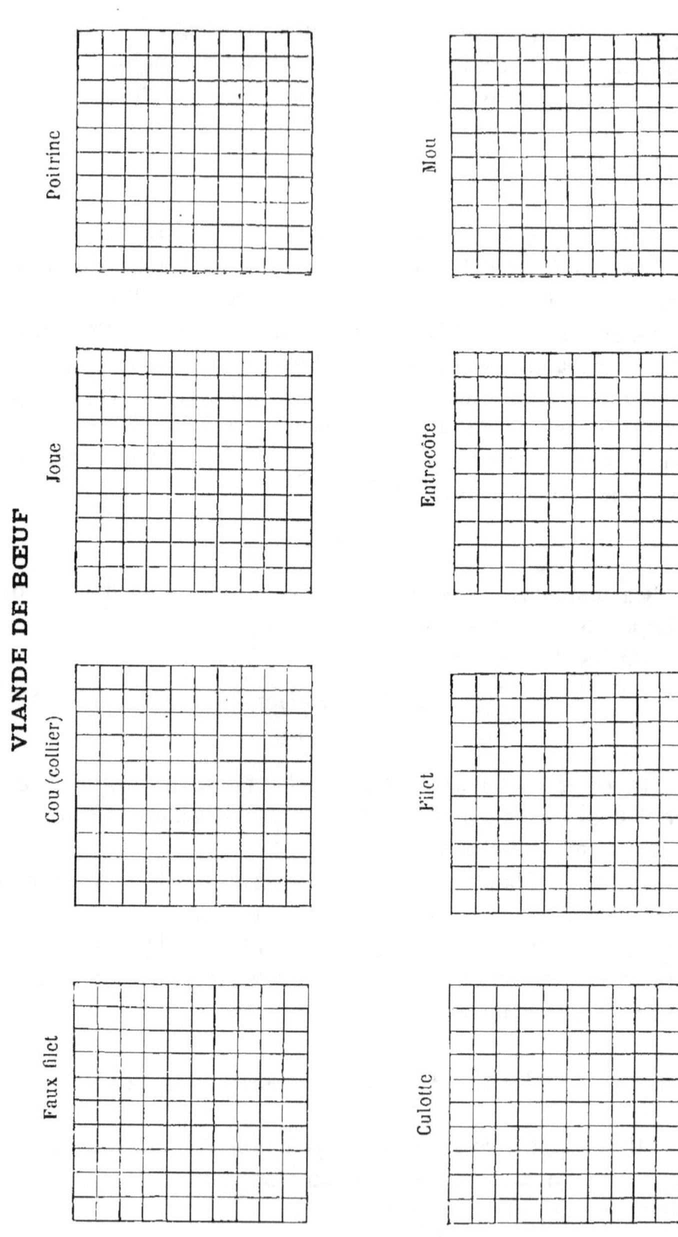
VIANDE DE BŒUF
Poitrine
Mou
Joue
Entrecôte
Cou (collier)
Filet
Faux filet
Culotte

PAYEN

Filet de bœuf rôti en tranches de 0,03 d'épaisseur.

Eau..	69.89
Matières azotées...............................	22.93
Matières grasses..............................	5.19
Sels minéraux.................................	1.05
Matières non azotées.........................	1.04

PLAYFAIR

	BOEUF CRU	BOEUF RÔTI
Carbone.........................	51.83	52.59
Hydrogène.......................	7.57	7.89
Azote...........................	15.	15.21
Oxydes et Sels..................	25.60	24.31

VIANDES FROIDES

Les viandes froides conservent les qualités des mêmes viandes consommées à l'état chaud, sauf la digestibilité.

VIANDES BOUILLIES

La Coction fait perdre à la viande sa saveur, mais comme on le verra à propos du bouillon, celui-ci ne renferme qu'une si faible partie des différents principes de la viande, que la viande bouillie en conserve presque toutes les propriétés nutritives.

VIANDES FUMÉES OU SALÉES.

Les Viandes peuvent être conservées à l'état de crudité par la salaison ou le fumage. Ce sont particulièrement les viandes de porc qui subissent ce traitement. Elles sont plus dures, plus résistantes aux liquides digestifs que les viandes fraîches. Ce qui doit surtout les rendre suspectes, c'est la trichinose, à laquelle elles exposent ceux qui en font usage.

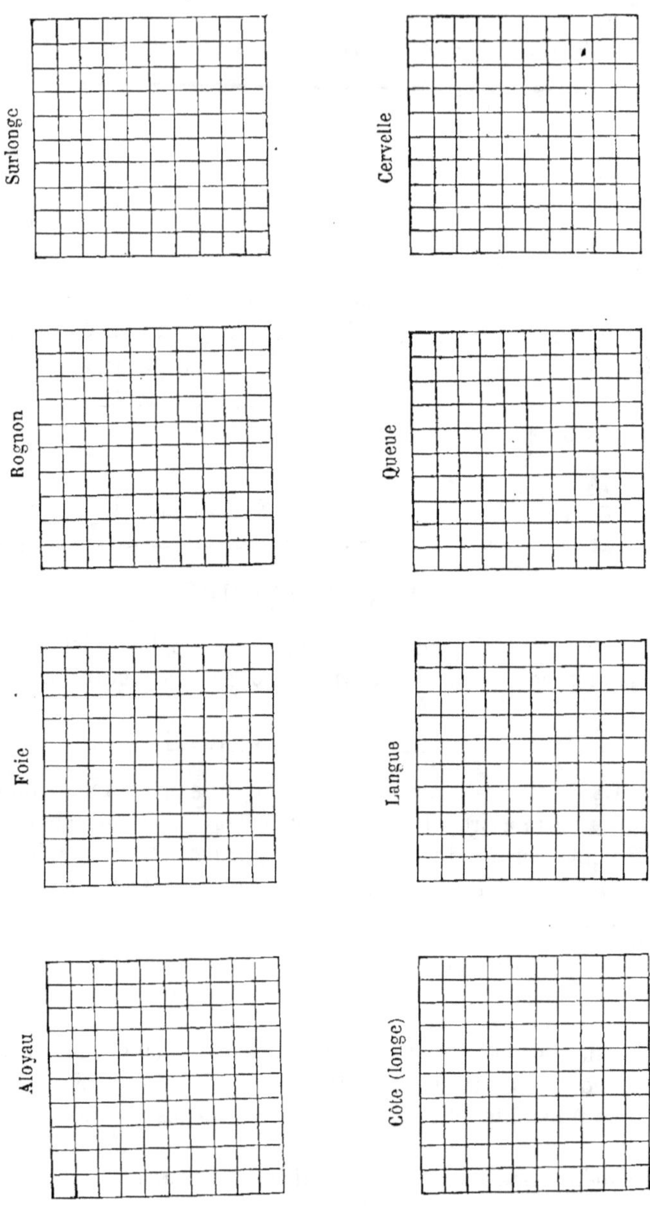

Surlonge
Cervelle
Rognon
Queue
Foie
Langue
Aloyau
Côte (longe)

ACTION DE LA SALAISON SUR LA VIANDE (1)

Un kilogramme de viande fraîche par la salaison

GAGNE	PERD
43 grammes chlorure de sodium.	79.70 c.-à-d. 10.40 % d'eau. 4.80 — 2.10 % de matières organiques. 2.40 c.-à-d. 1.10 % d'albumine. 2.50 — 13.50 % de matières extractives. 0.40 c.-à-d. 8.50 % d'acide phosphorique.

Comparaison entre les Principes Minéraux contenus dans 100 parties de cendres de Viandes fraîches et salées.
(Blanchet).

ÉLÉMENTS DOSÉS	PORC		BOEUF	
	NON SALÉ (Echevaria)	SALÉ (Thiel)	NON SALÉ (Stabzel)	SALÉ (Thiel)
Potasse............	37.79	5.30	35.94	24.70
Soude	4.02	«	»	»
Magnésie..........	4.81	0.54	3.31	1.90
Chaux	7.54	0.41	1.73	0.73
Potassium..........	»	1.25	5.36	»
Sodium........... ,	0.40	34.06	»	16.82
Chlore............	0.62	53.72	4.86	25.95
Oxyde de fer........	0.35	»	0.98	»
Phosphate de fer.....	»	0.10	»	1.04
Acide phosphorique.	44.47	4.71	34.36	21.41
Acide sulfurique.....	»	0.12	3.37	0.62
Silice..............	»	»	2.07	0.20
Chlorure de sodium..	1.02	83.63	»	42.78
— de potassium.	»	2.41	10.22	»

(1) Voit.

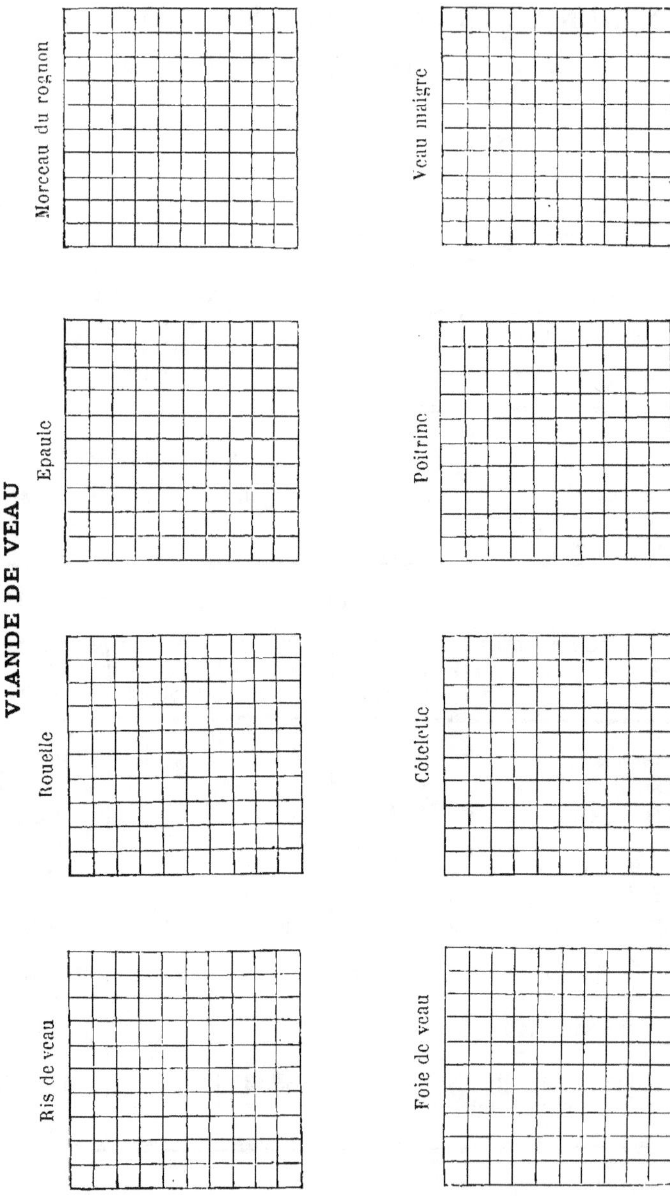
VIANDE DE VEAU
Morceau du rognon
Veau maigre
Epaule
Poitrine
Rouelle
Côtelette
Ris de veau
Foie de veau

Influence de la salaison sur la composition des Viandes (Girardin)

ÉLÉMENTS DOSÉS	BOEUF INDIGÈNE		BOEUF D'AMÉRIQUE		LARD INDIGÈNE		LARD SALÉ D'AMÉRIQUE	
	Frais	Séché à 100°	Sortant des tonneaux	Séché à 100°	Frais	Séché à 100°	Sortant des tonneaux	Séché à 100°
Eau	75.90	»	49.11	»	69.55	»	44.68	»
Fibrine, tissu cellulaire	15.70	65.14	24.82	48.78	9.53	31.30	21.28	38.03
Graisse	1.01	4.19	0.18	0.35	11.77	38.65	7.01	12.53
Albumine	2.25	9.34	0.70	1.38	3.20	10.51	0.40	0.71
Matières extractives	2.06	8.55	3.28	6.44	3.45	11.33	3.91	6.99
Sels solubles	2.95	12.24	21.07	41.39	1.64	5.39	22.82	40.78
Perte	0.73	0.54	0.84	1.66	0.86	2.82	0.50	0.96
Acide phosphorique,	0.222	0.925	0.518	1.216	0.551	1.812	0.332	0.594
Azote	3.	12.578	4.620	9.101	3.733	12.261	3.200	5.730
Sel marin	0.489	2.030	11.516	22.630	0.496	1.630	11.605	20.738

GELÉE DE VIANDE

Comme intermédiaire entre la viande crue et le bouillon,
Réveil a proposé la formule suivante :

Muscles de bœuf dégraissés et hachés................	500 gr.
Eau..................................,..............	1000 gr.
Sel marin...	3 gr.
Chlorure de potassium...	1 gr.
Carottes, poireaux, navets, etc......................	30 gr.

On fait bouillir le tout à petit feu jusqu'à réduction de moitié, filtrer et couler dans un moule.

POUDRE DE VIANDE

On a depuis quelques années, substitué à la viande fraîche
la poudre de viande d'une peptonisation facile et qui, sous un
faible volume, représente une grande valeur nutritive. La
viande renferme en effet 78 0/0 d'eau. Par malheur, ce produit est facilement altérable.

EXTRAITS DE VIANDE

Les extraits de viande obtenus par l'épuisement de la
viande par l'eau ne peuvent en aucune façon remplacer la
viande dont ils ne renferment que les sels minéraux et une
faible partie des principes alimentaires.

PEPTONES

Les matières albuminoïdes sous l'influence des phénomènes de la digestion se transforment en peptones ; par imita-
tion de ce qui se passe dans l'estomac, on a cherché à éviter
aux organismes malades tout travail digestif, en soumettant
des viandes à l'action de la pepsine ou du suc pancréatique
(viandes de bœuf, de porc, de poisson). On a même fabriqué
des peptones de lait par l'action de ce dernier ferment sur la
caséine.

Toutes ces préparations sont d'une conservation difficile.

BOUILLON

La Viande mise dans l'eau froide, laisse dissoudre une partie des principes organiques et salins qu'elle contient : acide lactique, albumine, hématosine, créatine, créatinine, inosite, acide inosique, plus les principes organiques qui donneront l'arôme.

Les proportions de toutes ces substances augmentent dans la dissolution à mesure que le séjour dans l'eau se prolonge et que la température s'élève très doucement jusqu'à l'ébullition.

L'albumine seule se coagule vers 55 degrés, l'hématosine vers 70°, allant former l'écume en entraînant une petite quantité de carbonate de chaux.

Les légumes frais, qu'on ajoute ordinairement, produisent aussi un peu d'écume provenant de l'albumine végétale.

Si au lieu de porter graduellement à l'ébullition l'eau dans laquelle est immergée la viande, on chauffait brusquement, le bouilli obtenu dans ces conditions serait de qualité supérieure, le bouillon au contraire, beaucoup plus pauvre en substances dissoutes.

COMPOSITION DU BOUILLON

Eau 1000 gr. ; viande avec os 350 gr. (1) (Chevreul).

Eau..	998.570
Substances organiques séchées dans le vide sec à + 20°	17.700
Matières inorganiques solubles, potasse et soude (2) acide phosphorique et traces d'acide sulfurique......	2.900
Matières inorganiques insolubles dans l'eau { phosphate de magnésie.......	0.230
phosphate de chaux.......... oxyde de fer............... }	0.100

Peu de substances ont, comme le bouillon, donné lieu à autant de débats. On lui a nié toute propriété nutritive, on l'a proscrit comme dangereux.

Certes par lui-même il est peu nourissant, comme le montre

(1) *C. R. Ac. S.*, Commission de la gélatine.
(2) Rapport 5,5 : 1.

le précédent tableau. Mais ainsi que l'ont démontré les expériences de Herzen et de Schiff, qui ne sont que la confirmation scientifique d'idées populaires, le bouillon est un peptogène qui active la secrétion du suc gastrique et facilite la digestion.

Expérience de Herzen (1)

DURÉE LA DIGESTION	ALBUMINE DIGÉRÉE POUR 100	
	sans peptogène	avec peptogène
Une heure....................	2 gr. 33	12 gr.
Deux heures..................	23 » 66	45 »
Trois heures.................	51 » »	76 »

L'association du pain au bouillon et surtout du pain rôti en augmente les propriétés peptogènes, la dextrine ayant comme le bouillon, une puissance peptogène.

C'est donc un stomachique de premier ordre.

Composition des cendres et répartition des sels °/₀ dans le bouillon et dans la viande

SELS	CENDRES de la viande	DANS le bouillon	DANS la viande bouillie
Acide phosphorique.......	36.60	26.24	13.36
Potasse....................	40.20	35.42	4.78
Oxyde de fer, oxydes terreux	5.69	3.15	2.54
Acide sulfurique..........	2.95	2.95	»
Chlorure de potassium.....	14.81	14.81	»
	100.25	82.55	17.68

(1) Herzen. *Digestion stomacale.* Lausanne.

Viande de Bœuf

DÉSIGNATION de l'Aliment	ALBUMINOÏDES	GRAISSES	CENDRES	EAU
Bœuf maigre	21. »	1.50	1. »	76.50
Bœuf demi-gras	21. »	6. »	1. »	72. »
Bœuf gras	15. »	34. »	1. »	50. »
Faux gîte	22.47	5.30	1.712	70.515
Tranche	24.19	3.10	1.510	71.20
Cœur	14.65	12.64	0.98	71.41
Épaule	19. »	6.44	1.41	72.95
Cuisse (gîte)	20. »	5. »	1. »	75. »
Faux-filet	16.99	9.60	2.01	71.40
Cou (collier)	20.10	1. »	1. »	78. »
Joue	20.10	3.51	1.38	75.36
Poitrine	17.90	4.30	1. »	76.80
Culotte	20. »	·4. »	1. »	75. »
Filet	20.56	2.54	1.19	75.71
Entre-côte	21.77	6.406	0.955	72.100
Mou	17.37	2.19	1.07	78.97
Aloyau	19.89	5.423	0.925	74.60
Foie	19.72	5.55	1.65	71.39
Rognon	17.03	1.283	1.215	69.89
Surlonge	15.99	3.85	2.020	70.25
Côte (longe)	15.40	6.353	1.012	68.50
Langue	14.17	7.079	0.933	68.68
Queue	13.97	3.280	0.878	60.175
Cervelle	11.18	8.150	6.780	61.100
Moëlle	0.35	92.536	2.680	3.468

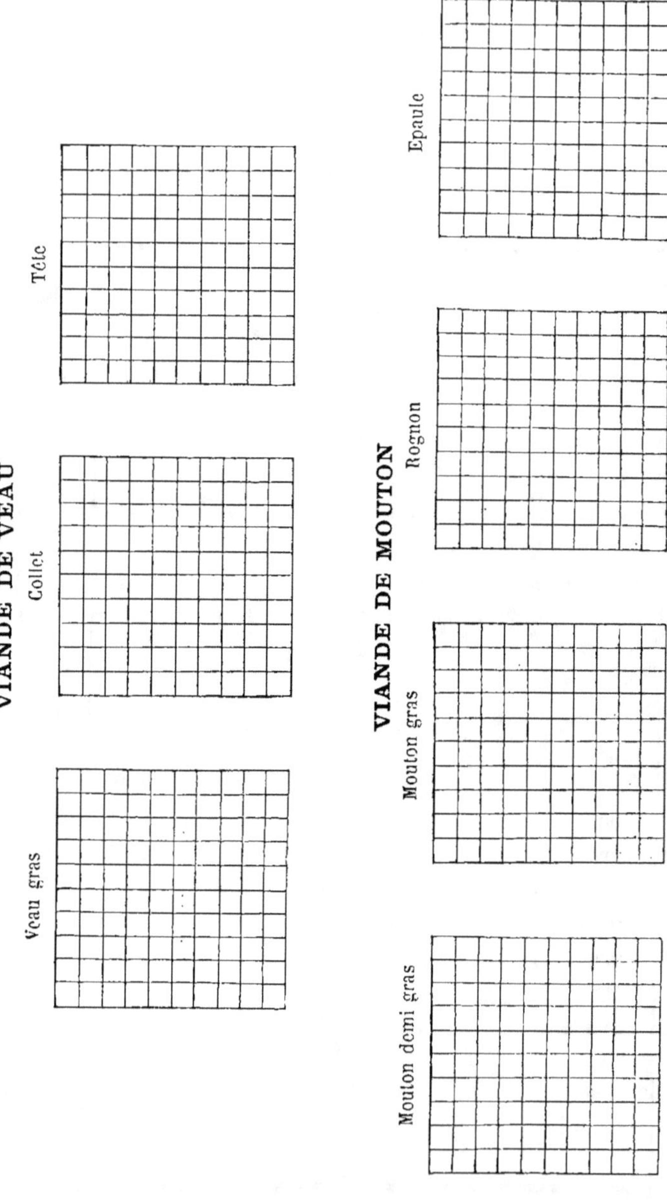
VIANDE DE VEAU
Tête
Collet
Veau gras
VIANDE DE MOUTON
Epaule
Rognon
Mouton gras
Mouton demi gras

VIANDE DE MOUTON

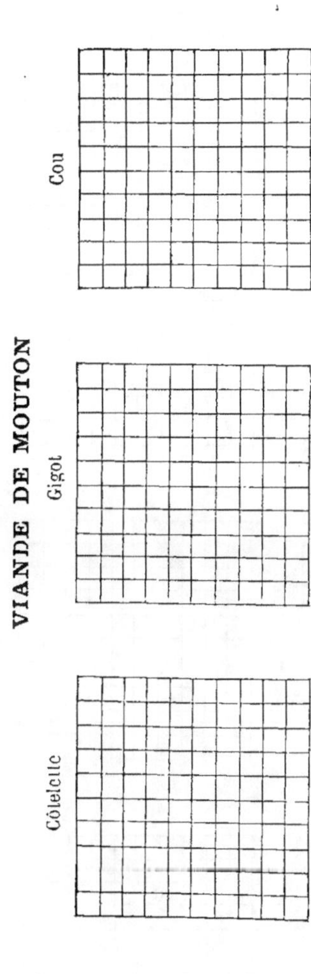

VIANDE DE PORC

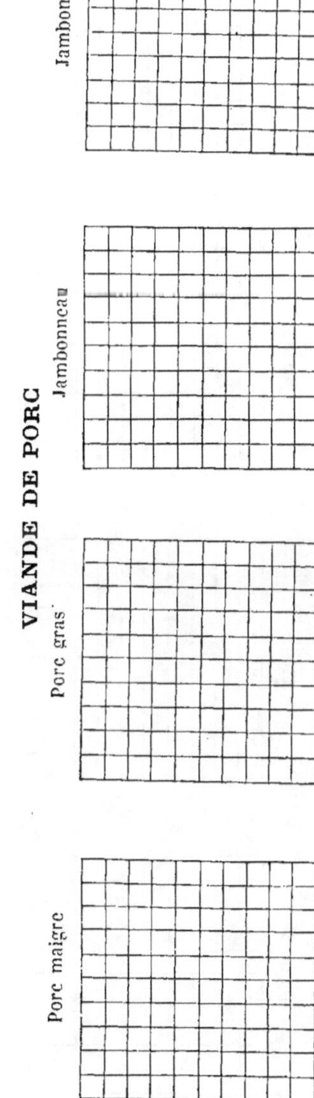

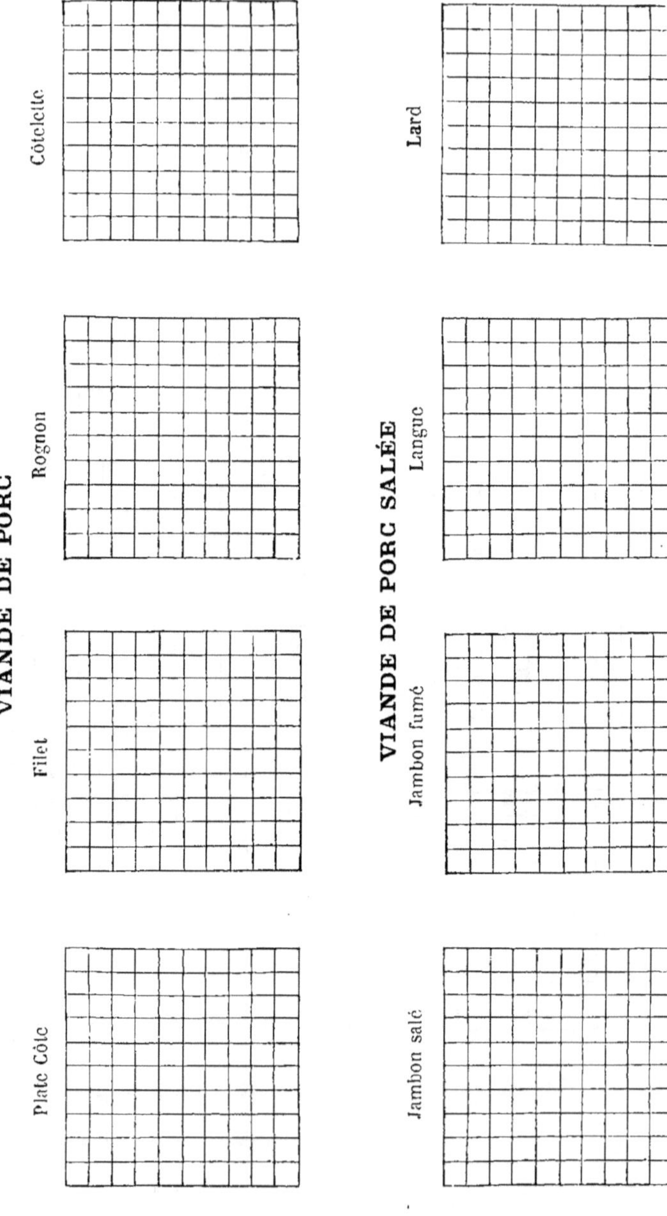
VIANDE DE PORC
Côtelette
Rognon
Filet
Plate Côte
VIANDE DE PORC SALÉE
Lard
Langue
Jambon fumé
Jambon salé

VIANDE DE PORC SALÉE

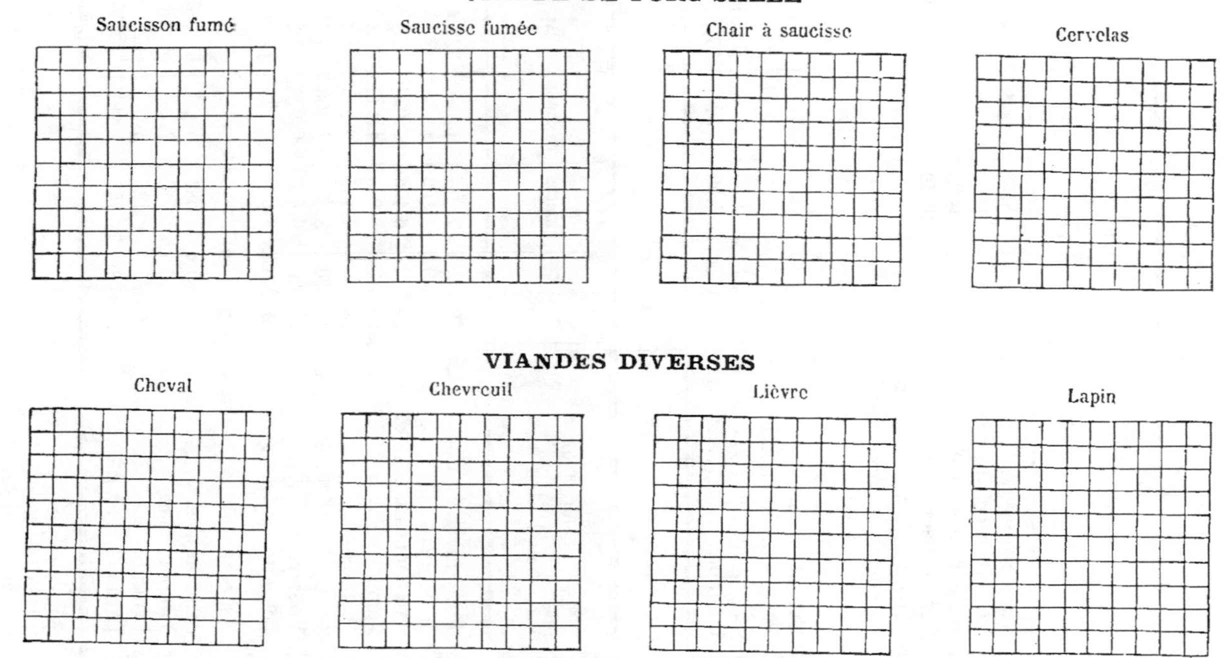

VIANDES DIVERSES

Viandes de conserve.

DÉSIGNATION de l'aliment	ALBU-MINOÏDES	GRAISSE	CENDRES	EAU
Viande fumée...............	27.10	15.40	10.60	15.400
Boiled Beef d'Australie........	23. »	10.70	»	63.600
Bœuf d'Amérique salé........	28.90	0.20	21.10 (1)	49.100
Corned Beef (Forster)........	30. »	10.10	»	56.800
Tablettes de viande (**Hoffmann**).	71. »	7. »	13. » (2)	9. »
Conserves de Texas-Beef.....	29.60	3.90	»	»
Viande sèche...............	64.50	5.20	12.50 (3)	15.400
Poudre de viande...........	73. »	»	»	»
Extrait de viande....	30.40	»	17.50	21.700
Peptones de Kemmerich (**Pouchet**)	66.36	»	7.61	32.864
Jus de viande	4.82	0.30	1.04	92.840
Bouillon.....................	0.50	0.50	1. »	97.500

Viande de porc.

DÉSIGNATION de l'aliment	ALBUMINOÏDES	GRAISSE	CENDRES	EAU
Porc maigre.............	20. »	7. »	1. »	72. »
Porc gras...............	14.500	37.500	1. »	48. »
Jambonneau.............	24.050	5.108	1.097	69.320
Jambon	20.410	8.285	1.140	69.600
Plate-côte	18.550	7.155	0.985	74.110
Filet..................	16.380	8.425	1.100	73.150
Rognon...............	14.950	6.690	0.972	74.200
Côtelette	14.040	8.650	0.955	73. »
Viande de porc salé.				
Jambon salé.............	27.690	8.682	6.417	62.580
Jambon fumé.............	28.010	8.110	7.082	65.370
Langue	16.700	8.127	3.042	69.750
Lard	11.500	74.753	5.982	8.150

(1) Dont 11.5 Na Cl.
(2) Dont 10   Na Cl.
(3) Dont 4   Na Cl.

Charcuterie.

DÉSIGNATION de l'aliment	HYDRATES DE CARBONE	ALBUMINOÏDES	GRAISSE	CENDRES	EAU
Saucisson fumé ..'	»	22.080	11.140	»	»
Saucisse fumée....	»	18. »	42. »	5.500	38.500
Chair à saucisse...	»	16.700	8.210	3.042	69.750
Cervelas..........	11. »	17.500	40. »	5. »	37. »
Boudin blanc......	6.500	16. »	24.500	2.050	48. »
Boudin noir.......	25. »	12. »	11.500	1.500	50. »
Saucisse de Francfort	2. »	11.500	38.500	3.500	44.500

Viande de veau.

DÉSIGNATION de l'aliment	ALBU-MINOÏDES	GRAISSE	CENDRES	EAU
Veau maigre................	20. »	1. »	1. »	78. »
Veau gras........	19. »	8. »	1. »	72. »
Ris de veau	22. »	2. »	1. »	75. »
Rouelle....................	20.28	3.683	1.540	72.05
Épaule....................	18.98	3.621	1.710	76.57
Morceau du rognon..........	18.59	7.119	1.508	76.25
Foie de veau (1).............	17.60	2.390	1.680	72.80
Côtelette..................	20.28	6.400	1.160	72.16
Poitrine	18.81	16.05	0.920	64.66
Collet....................	14.95	6.185	1.075	75.215
Tête.....................	6.03	7.243	0.092	84.445

Viande de mouton.

	ALBU-MINOÏDES	GRAISSE	CENDRES	EAU
Mouton demi-gras...	17. »	6. »	1. »	76. »
Mouton gras................	15. »	36. »	1. »	48. »
Rognons	16.56	3.330	1.300	78.60
Épaule	12.28	9.026	1.255	75.7
Côtelette..................	10.98	8.533	1.620	75.502
Gigot....................	10.92	8.765	1.472	75.50
Cou	10.20	8.515	1.318	74.528

(1) + 5.47 d'extractifs non azotés.

Viandes diverses

DÉSIGNATION DES ALIMENTS	ALBU-MINOIDES	GRAISSE	CENDRES	EAU
Cheval	18. »	4. «	1. »	77. »
Lièvre......................	24. »	1.20	1.20	74. »
Lapin	21.50	8. »	1. »	69.50
Chevreuil...................	22.50	1.50	1. »	75. »

Corps gras d'origine animale.

Graisse de bœuf.......... ...	0.12	99.10	0.07	0.71
Graisse de mouton	0.50	98. »	»	1.50
Saindoux.....................	0.50	99. »	»	0.50
Margarine................. ..	1.19	83.70	1.94	12.45

Oiseaux.

Poulet.......................	20. »	4. »	1. »	75. »
Poulet gras..................	18.50	10.50	1. »	70. »
Canard domestique............	22.50	6. »	1. »	70.50
Canard sauvage	23.80	3.69	0.93	69.89
Pigeon	22. »	0.50	1. »	76.50
Pigeon ramier..........	22.50	2. »	1.50	73. »
Petits oiseaux...............	23.50	2. »	1.50	73. »
Perdrix......................	25.30	1.40	1.40	71.90
Poitrine d'oie fumée..........	21.40	31.50	4.60	41.30

Batraciens.

Grenouille.	16.40	0.10	1.50	80.40

POISSONS

Les poissons fournissent un aliment d'une valeur nutritive considérable.

On peut les diviser en deux groupes :

1° Les poissons à chair blanche et maigre ;

2° Les poissons à chair grasse. Ces derniers sont d'une digestibilité moindre.

Les différences qui existent entre la chair des poissons et celle des autres animaux portent plutôt sur la saveur, la consistance, l'odeur et la couleur des premières. Elle contient plus d'eau (76 à 86 0/0 environ au lieu de 75 à 78); néanmoins sa richesse en matières albuminoïdes est assez considérable et assez proche de celle des autres animaux pour lui assigner une place importante dans l'alimentation.

L'école de Saint-Louis, en France, proscrit d'une façon presque absolue l'usage du poisson comme favorisant les affections de la peau.

On reproche généralement à ce mode d'alimentation de favoriser la production de toxines dans l'économie. Mais il en est ainsi pour tout aliment qui n'est pas ingéré dans un état de fraîcheur suffisant et le poisson n'a rien de particulier à ce sujet.

Poissons.

DÉSIGNATION DE L'ALIMENT	ALBU- MINOÏDES	GRAISSES	CENDRES	EAU
Anguille.	13.	28.50	1.	57.50
Carpe	20.50	2.	1.50	76.
Brochet	17.50	0.50	1.	81.
Perche	10.	0.20	0.80	89.
Saumon	16.	7.50	1.	75.50
Maquereau	20.	11.50	2.	66.50
Hareng frais	18.	6.	1.	75.
Hareng salé	21.	8.	1.	70.
Morue fraîche	15.	2.	1.50	83.50
Morue salée	80.	1.	1.50	17.50
Turbot	20.	2.	1.50	76.50
Sole	12.	0.80	1.50	86.
Caviar	31.	16.	9.	43.50

CONSERVES DE VIANDE

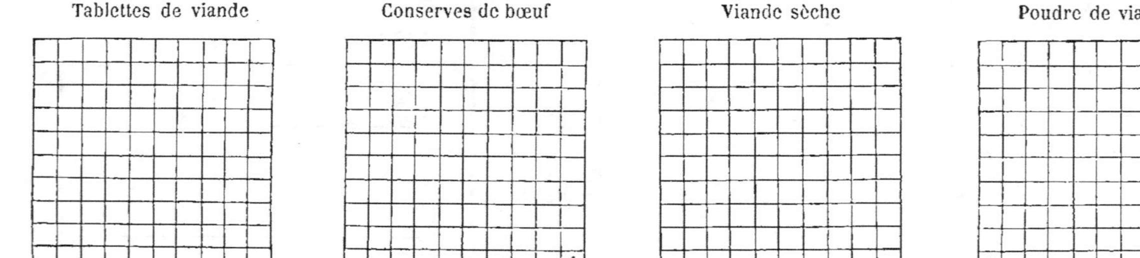

Tablettes de viande

Conserves de bœuf

Viande sèche

Poudre de viande

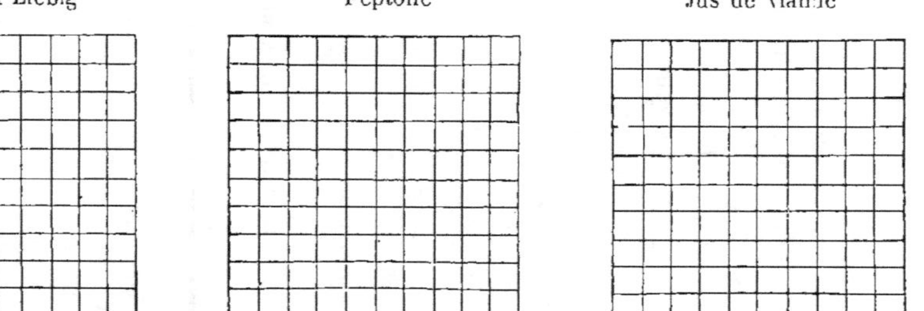

Extrait Liebig

Peptone

Jus de viande

OISEAUX

Petits Oiseaux

Canard domestique

Canard sauvage

Poulet

Oie

Pigeon

Ramier

Poitrine d'oie fumée

POISSONS ET COQUILLES

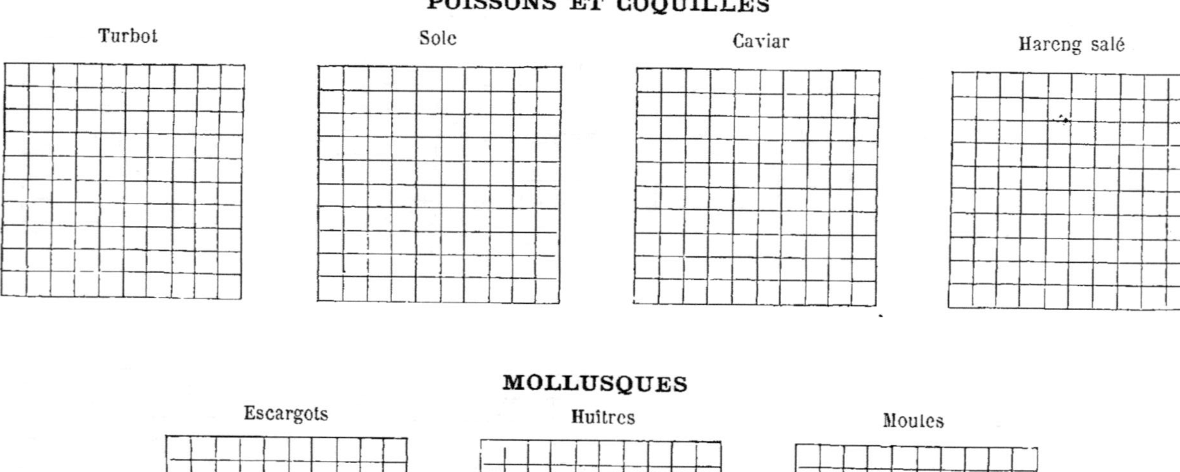

Turbot

Sole

Caviar

Hareng salé

MOLLUSQUES

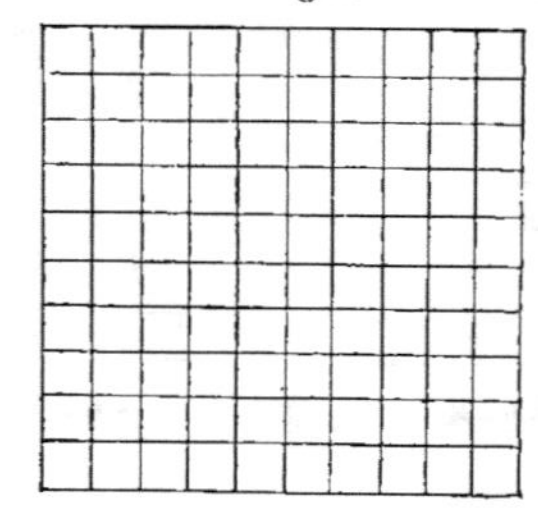

Escargots

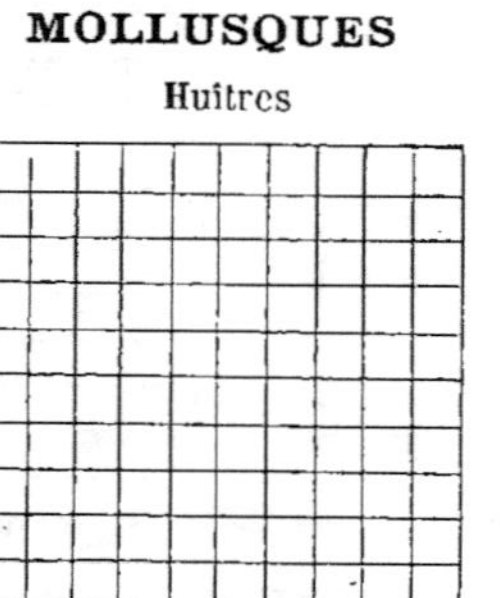

Huîtres

Moules

*Tableau des quantités de déchets et de chair nette
dans chacun des poissons tels qu'on les reçoit des marchands.*

POISSONS	DÉCHETS %	CHAIR NETTE	MATIÈRES minérales % de la chair comestible
Barbillon	46.95	53.05	0.900
Brochet.............. .	31.88	68.12	1.293
Carpe	37.15	62.85	1.335
Limande..............	24.66	75.34	1.936
Anguille..............	24.11	75.89	0.773
Merlan	40.88	59.12	2.083
Maquereau	22.13	77.87	1.846
Sardines à l'huile	19.54	80.46	7.90
Raie.................	19.28	80.72	1.706
Congre	14.92	85.08	1.106
Sole	13.86	86.14	1.901
Hareng salé..........	12. »	88. »	16.433 (1)
Morue salée..........	11.34	88.66	21.230 (1)
Saumon	9.04	90.52	1.279
Goujons	»	100. »	3.433 (2)
Ablettes	»	100. »	3.258

CRUSTACÉS

A côté des poissons, les crustacés et les mollusques présentent une valeur nutritive assez grande. S'ils sont
très nourrissants, ils sont aussi indigestes et peuvent chez
certaines personnes, favoriser l'apparition d'érythèmes ou
de troubles digestifs particuliers.

HOMARD

DÉSIGNATION de l'aliment	ALBU-MINOÏDES	GRAISSE	CENDRES	EAU
Chair comestible..............	19.17	1.17	1.82	77.84
Substance molle interne........	12.14	1.44	1.74	84.68
Œufs de homard...............	21.89	8.23	1.99	67.89
Déchet %..........	43.85			
Chair nette %......	56.15			

(1) Y compris le sel marin pour la salaison.
(2) Les goujons et les ablettes ont été analysés sans en rien séparer pour
le motif que l'on peut les manger en entier.

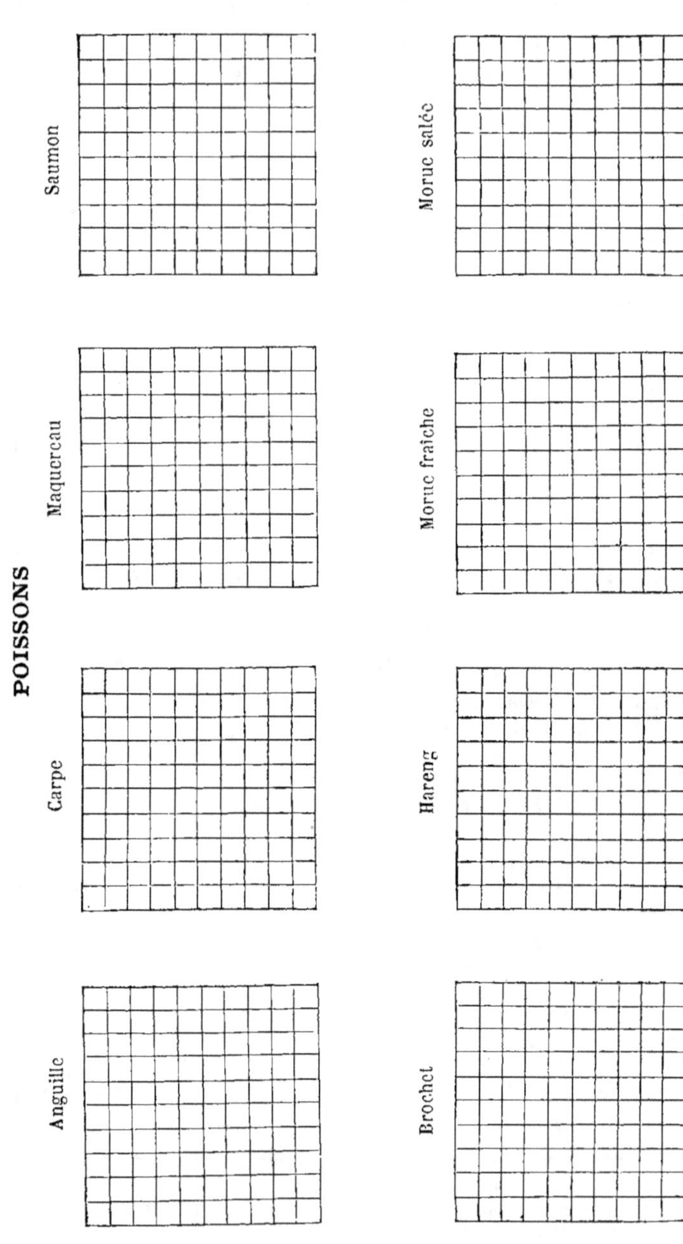
POISSONS
Saumon
Maquereau
Carpe
Anguille
Morue salée
Morue fraîche
Hareng
Brochet

CRUSTACÉS

BATRACIENS

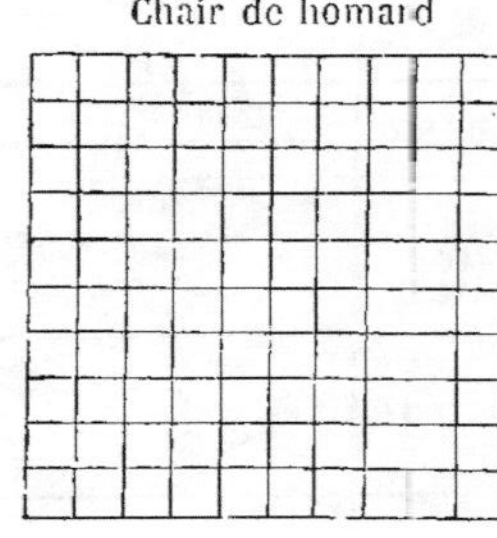

Chair de homard

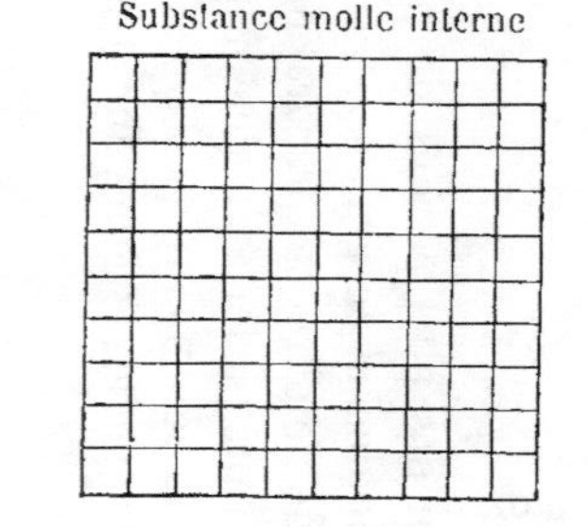

Substance molle interne

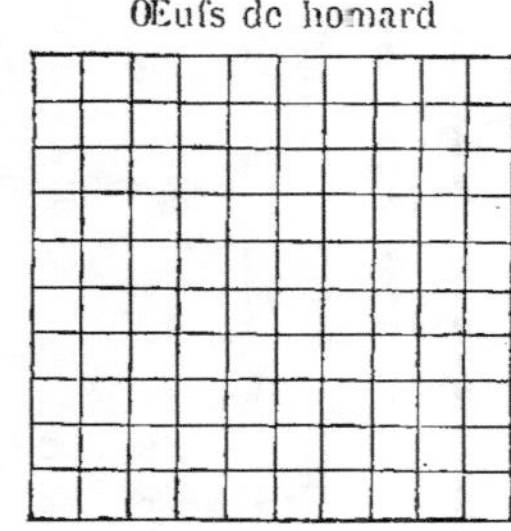

Œufs de homard

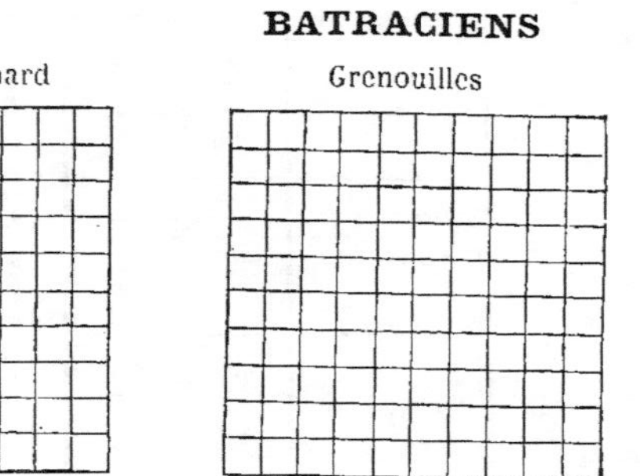

Grenouilles

ŒUFS

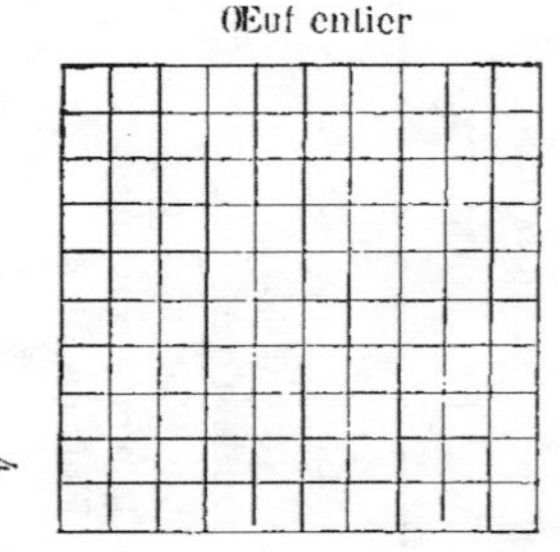

Œuf entier

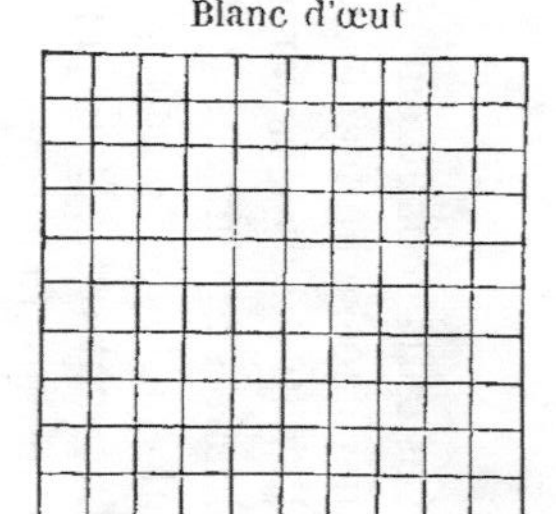

Blanc d'œuf

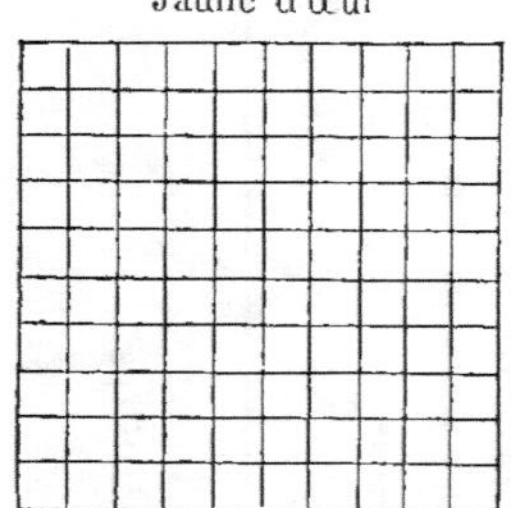

Jaune d'œuf

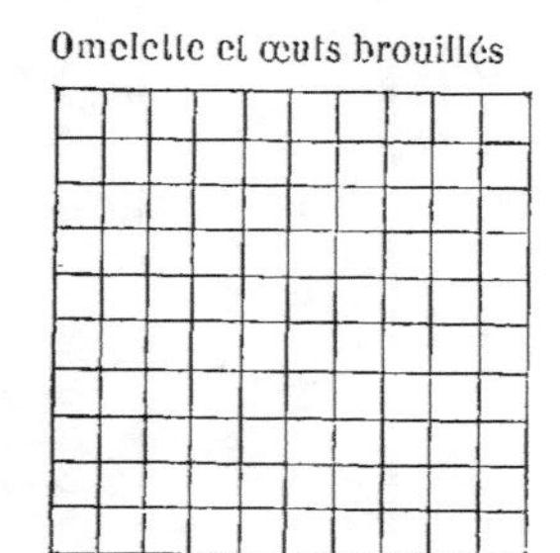

Omelette et œufs brouillés

MOLLUSQUES

DÉSIGNATION DE L'ALIMENT	ALBU-MINOÏDES	GRAISSE	CENDRES	EAU
Escargots...............	16.25	0.95	2.02	80.78
Huîtres...............	14.01	1.51	2.50	82.50
Moules................	11.72	2.42	2.73	83.13

MOLLUSQUES	DÉCHET °/°	CHAIR NETTE °/o
Escargots..................	34.65	65.35
Huîtres..................	92.08	7.92
Moules..................	48.64	41.64 chair 9.72 eau

ŒUFS

Les œufs constituent un aliment des plus parfaits de par leur richesse en matières albuminoïdes et en graisse.

Ils entrent dans la composition de nombreuses préparations culinaires : crèmes, lait de poule, sans parler de celles où ils sont employés en nature. Rappelons seulement que l'œuf à peine cuit est d'une peptonisation facile et que dur il est d'une digestion lente :

DÉSIGNATION DE L'ALIMENT	ALBUMI-NOÏDES	GRAISSE	HYDRATES DE CARBONE	CENDRES	EAU
Œuf entier.................	13.»	11.»	»	1	75.»
Blanc d'œuf.................	18.»	0.5	»	1	86.5
Jaune d'œuf.................	16.»	32.»	»	1	51.»
Omelette	10.5	15.»	1.5	2	72.»
Omelette soufflée............	2.»	10.»	25.5	»	52.»
Œufs brouillés..............	10.5	15.»	1.5	2	72.»

Composition °/₀ des cendres du blanc et du jaune d'œuf.

	BLANC d'œuf	JAUNE d'œuf
Chlorure de sodium..................	9.16	»
Chlorure de potassium.............	41.29	»
Soude..............................	23.04	5.12
Potasse	2.36	8.13
Acide phosphorique................	4.83	69.53 (1)
Acide carbonique..................	1.60	»
Acide sulfurique..................	2.63	»
Acide silicique...................	0.49	0.55
Chaux.............................	1.74	12.21
Magnésie	1.60	2.07
Sexquioxyde de fer................	0.44	1.45
Fluor.............................	traces	traces

Digestibilité des œufs (Voit) (2).

QUANTITÉ NON ABSORBÉE 0/0	
Substance sèche............................	5. 2
Azote......................................	2. 9
Graisse....................................	5. »
Cendres....................................	18.40

(1) Dont 5.72 à l'état de liberté et provenant de la calcination des dérivés organiques phosphorés.
(2) Voit. *Handbuch der Physiologie*, p. 460. Leipzig, 1881.

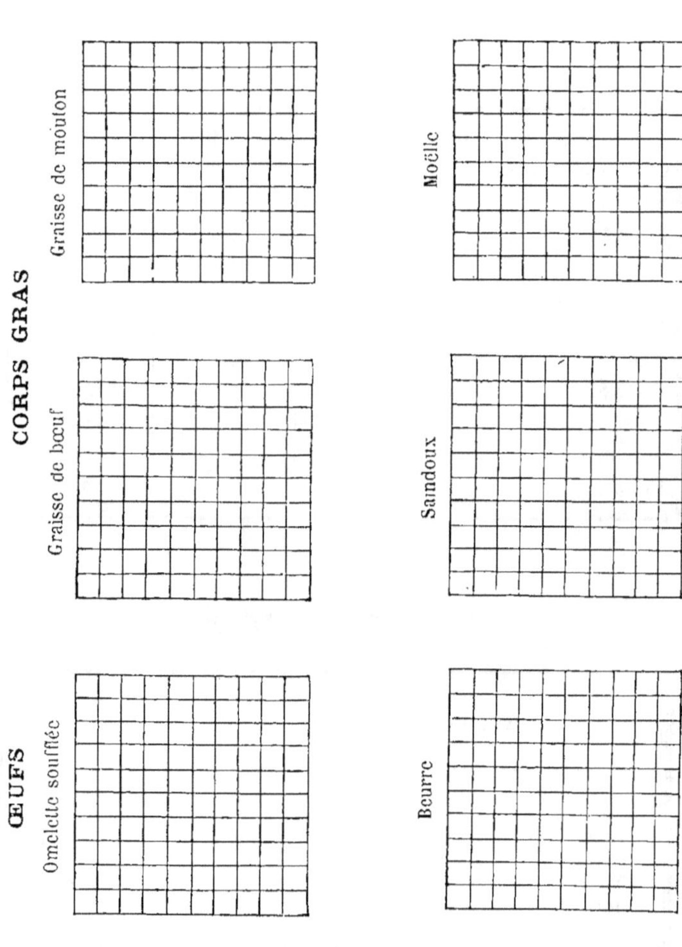
CORPS GRAS
Graisse de mouton
Moëlle
Graisse de bœuf
Saindoux
ŒUFS
Omelette soufflée
Beurre

Richesse progressive % en matières albuminoïdes d'aliments tirés du règne animal

Graisse de bœuf	0.12	Côtelette de porc	14.04
Graisse de mouton	0.50	Langue	14.17
Beurre	0.50	Porc gras	14.50
Saindoux	0.50	Lait condensé	14.60
Bouillon	0.50	Poitrine de veau	14.95
Petit lait	0.80	Collet de veau	14.95
Beurre	0.80	Rognon de porc	14.95
Lait de femme	1.05	Morue fraîche	15. »
Lait d'ânesse	1.23	Bœuf gras	15. »
Lait de jument	1.94	Mouton gras	15. »
Crème douce	2.75	Longe	15.40
Koumys	3. »	Surlonge	15.99
Lait de vache	3.90	Saumon	16. »
Képhyr	4. »	Jaune d'œuf	16. »
Lait écrémé	4.02	Oie	16. »
Lait de chèvre	4.42	Boudin blanc	16. »
Jus de viande	4.82	Côtelette de veau	16.38
Soupe au lait	5. »	Filet de porc	16.38
Riz au lait	5.50	Grenouille	16.40
Tête de veau	6.03	Rognon de mouton	16.56
Neufchâtel frais	8. »	Langue de porc fumée	16.70
Farine lactée	9.75	Chair à saucisse	16.70
Œufs brouillés	10.50	Mouton demi-gras	17. »
Omelette	10.50	Lait caillé	17. »
Gigot de mouton	10.92	Rognons	17.03
Côtelette de mouton	10.98	Brochet	17.50
Cervelle	11.18	Cervelas	17.50
Saucisse de Francfort	11.50	Foie de veau	17.66
Lard	11.50	Hareng frais	18. »
Lait condensé avec sucre	11.79	Blanc d'œuf	18. »
Gervais	11.80	Cheval	18. »
Boudin noir	12. »	Saucisse fumée	18. »
Sole	12. »	Morceau du rognon de veau	18.19
Omelette soufflée	12. »	Brie	18.38
Epaule de mouton	12.28	Plate-côte de porc	18.55
Œuf	13. »	Camembert	18.75
Anguille	13. »	Epaule de veau	18.98
Neufchâtel fait	13.05	Veau gras	19. »
Queue de bœuf	13.97		

Foie	19.56	Lièvre	24. »
Aloyau	19.89	Jambonneau	24.05
Porc maigre	20. »	Rognon de veau	24.31
Turbot	20. »	Cheddar	25. »
Veau maigre	20. »	Viande fumée	27.10
Poulet	20. »	Roquefort	27.69
Maquereau	20. »	Jambon salé	27.69
Rouelle de veau	20. »	Jambon fumé	28.01
Jambon	20.28	Bœuf d'Amérique salé	28.90
Carpe	20.41	Hollande	29.48
Hareng salé	20.50	Conserve de Texas beef	29.60
Bœuf maigre	21 »	Caviar	30. »
Bœuf demi-gras	21. »	Corned beef	30. »
Poitrine d'oie	21. »	Extrait de viande	30.40
Lapin	21 40	Gruyère	32.42
Pigeons	21.50	Chester	34.75
Pigeons ramiers	22. »	Parmesan	44. »
Chevreuil	22.50	Viande sèche	64.50
Saucisson	22 50	Peptone de viande Kem-	
Boiled beef d'Australie	22.60	merich	66.36
Petits oiseaux	23. »	Tablette de viande Hoff-	
Canard domestique	23.50	mann	71. »
Canard sauvage	23.80	Poudre de viande	73. »

Richesse progressive % en matières grasses d'aliments tirés du règne animal

Grenouille	0.10	Lièvre	1.20
Petit lait	0.20	Rognon de bœuf	1.28
Bœuf d'Amérique salé	0.20	Bœuf maigre	1.50
Jus de viande	0.30	Chevreuil	1 50
Ris de veau	0.35	Carpe	2. »
Bouillon	0.50	Koumys	2. »
Pigeons	0.50	Turbot	2. »
Blanc d'œuf	0.50	Morue fraîche	2. »
Brochet	0.50	Petits oiseaux	2. »
Lait écrémé	0.70	Képhyr	2. »
Sole	0.80	Cœur de bœuf	2.30
Morue salée	1. »	Foie de veau	2.39
Veau maigre	1. »	Rouelle de veau	2.68
Lait de jument	1.20	Mou de bœuf	2.74

Lait d'ânesse	3. »	Morceau du rognon (veau)	7.11
Pigeon ramier	3. »	Plate-côte de porc	7.15
Épaule	3.08	Poitrine de veau	7.45
Tranche	3.10	Poitrine de bœuf	7.46
Queue	3.28	Saumon	7.50
Rognon de mouton	3.33	Veau gras	8. »
Lait de vache	3.50	Lapin	8. »
Lait caillé	3.50	Hareng salé	8. »
Joue	3.50	Jambon fumé	8.11
Épaule de veau	3.62	Langue fumée	8.12
Rognon de veau	3.76	Cervelle	8.15
Surlonge	3.85	Jambon	8.28
Conserve de bœuf	3.90	Chair à saucisse	8.21
Cheval	4. »	Filet de porc	8.42
Poulet	4. »	Collet de mouton	8.51
Cuisse (gîte)	4.10	Côtelette de mouton	8.55
Gîte à la noix	4.16	Côtelette de porc	8.65
Farine lactée	4.28	Jambon salé	8.68
Lait de femme	4.34	Gigot de mouton	8.76
Soupe au lait	4.50	Épaule de mouton	9.02
Jambonneau	5.10	Filet de bœuf	9.86
Côtelette de mouton	5.11	Omelette soufflée	10. »
Foie de bœuf	5.15	Corned beef Forster	10.10
Culotte	5.16	Lait condensé avec sucre	10.35
Viande séchée	5.20	Boiled beef d'Australie	10.70
Faux-gîte	5.30	Œuf	11. »
Faux-filet	5.30	Saucisson fumé	11.40
Aloyau	5.42	Boudin noir	11.50
Bœuf demi-gras	6. »	Maquereau	11.50
Mouton demi-gras	6. »	Lait condensé	14. »
Canard	6. »	Omelette	15. »
Hareng frais	6. »	Œufs brouillés	15. »
Lait de chèvre	6. »	Viande fumée	15.40
Riz au lait	6. »	Parmesan	15.90
Paleron	6.15	Caviar	16. »
Collet de veau	6.18	Camembert	21. »
Côte de bœuf	6.35	Chester	21.68
Entre-côte	6.40	Boudin blanc	24.50
Rognon de porc	6.60	Oie	25. »
Cou de bœuf	6.86	Brie	25.70
Tablette de viande Hoff-		Hollande	26.71
mann	7. »	Gervais	27.95
Porc maigre	7. »	Anguille	28.50
Langue	7.07	Cheddar	28.91

Gruyère	29.67	Neufchâtel frais	40.71
Poitrine d'oie fumée	31.50	Neufchâtel fait	41.91
Jaune d'œuf	32. »	Saucisse fumée	42. »
Roquefort	33.44	Lard	74.75
Bœuf gras	34. »	Beurre	84. »
Crème douce	35. »	Moelle	92.52
Mouton gras	36. »	Graisse de mouton	98. »
Porc gras	37.50	Saindoux	99. »
Saucisse de Francfort	38.50	Graisse de bœuf	99.10
Cervelas	40. »		

Richesse progressive °/₀ en hydrates de carbone d'aliments tirés du règne animal

Beurre	0.63	Lait d'ânesse	6.93
Lait caillé	2.50	Lait de femme	7.61
Crème douce	3.12	Soupe au lait	13. »
Lait de vache	4.60	Lait condensé	15.40
Lait de jument	4.69	Riz au lait	24. »
Lait écrémé	4.74	Lait condensé avec sucre	36.22
Lait de chèvre	4.85	Farine lactée	76. »
Petit-lait	5. »		

Richesse progressive °/₀ en cendres d'aliments tirés du règne animal

Graisse de bœuf	0.07	Lait écrémé	0.77
Tête de veau	0.092	Cuisse (gîte)	0.78
Lait de femme	0.21	Poitrine	0.792
Lait d'ânesse	0.45	Queue	0.878
Crème douce	0.50	Gîte à la noix	0.90
Petit lait	0.50	Lait de chèvre	0.91
Képhyr	0.50	Aloyau	0.925
Koumys	0.50	Canard sauvage	0.93
Neufchâtel frais	0.51	Langue	0.933
Lait de jument	0.57	Côtelette de porc	0.955
Cœur de bœuf	0.572	Entrecôte	0.955
Mou	0.685	Rognon de porc	0.972
Filet	0.75	Plate-côte de porc	0.985
Lait de vache	0.75	Anguille	1. »

Brochet	1. »	Côtelette de veau	1.665
Hareng frais	1. »	Foie —	1.68
Hareng salé	1. »	Épaule —	1.71
Œuf	1. »	Poitrine —	1.775
Blanc d'œuf	1. »	Farine lactée	1.775
Jaune d'œuf	1. »	Carpe	1.50
Canard domestique	1. »	Morue fraîche	1.50
Poulet	1. »	Morue salée	1.50
Oie	1. »	Turbot	1·50
Pigeons	1. »	Petits oiseaux	1.50
Pigeons ramiers	1. »	Beurre	1.50
Cheval	1. »	Omelette	2. »
Veau maigre	1. »	Œufs brouillés	2. »
Veau gras	1. »	Lait caillé	2. »
Ris de veau	1. »	Surlonge	2.02
Mouton demi-gras	1. »	Lait condensé	2.50
Mouton gras	1. »	Boudin blanc	2.50
Porc maigre	1. »	Gervais	2.58
Porc gras	1. »	Moelle	2.68
Bœuf maigre	1. »	Langue de porc	3.042
Bœuf gras	1. »	Chair à saucisse	3.042
Côte	1.01	Saucisse de Francfort	3.50
Culotte	1.01	Neufchâtel fait	3.63
Joue	1.038	Camembert	3.65
Jus de viande	1.04	Poitrine d'oie fumée	4.60
Collet de veau	1.075	Hollande	4.62
Jambonneau	1.095	Gruyère	4.78
Filet de porc	1.10	Cheddar	4.91
Paleron	1.128	Cervelas	5. »
Foie	1.135	Brie	5.19
Jambon	1.14	Roquefort	5.35
Sole	1.20	Saucisse fumée	5.50
Lièvre	1.20	Parmesan	5.70
Rognons	1.21	Lard	5.982
Rognon de veau	1.25	Jambon fumé	6.417
Épaule de mouton	1.25	Cervelle	6.718
Rognon de mouton	1.30	Jambon salé	7.082
Collet de mouton	1.31	Chester	7.09
Gigot de mouton	1.47	Peptone de Kemmerich	7.61
Boudin noir	1.50	Viande fumée	10.60
Morceau du rognon (veau)	1.508	Tablettes de viande	13. (1)
Tranche	1.51	Extrait de viande	17.50
Rouelle de veau	1.54	Boiled beef d'Australie	21.10 (2)
Côtelette de mouton	1.62		

(1) Dont 10 NaCl.
(2) Dont 14,5 NaCl.

III

SUBSTANCES VÉGÉTALES

Le règne végétal fournit à l'alimentation un grand nombre de produits qui, comme valeur nutritive, présentent les degrés les plus divers.

LÉGUMES

I. — LÉGUMES HERBACÉS

On peut distinguer, parmi les légumes herbacés, les tiges, les feuilles, fruits, racines de diverses plantes, toutes peu riches en hydrates de carbone, mais renfermant :

1° Des substances azotées (amides et acides amidés), comme dans les asperges, les choux, les aubergines, etc;

2° Des sels (oxalates, citrates et malates acides de potasse et de chaux), comme dans l'oseille, la chicorée;

3° Un principe sulfuré spécial, comme dans les radis, les oignons, l'ail, le raifort, dont l'action se porte sur les fonctions digestives et rénales.

II. — LÉGUMES FÉCULENTS OU FARINEUX

On peut ranger dans cette catégorie :

1° Les graines de plusieurs légumineuses (fèves, haricots, lentilles) riches en fécule, en matières azotées et en fer;

2° Les tubercules (pommes de terre).

3° Les racines (carottes, betteraves, navets) riches en fécule, pauvres en azote, mais toutes plus riches comme valeur nutritive que les légumes herbacés.

La *légumine*, substance azotée qu'on rencontre chez toutes les légumineuses, l'emporte dans les haricots et les lentilles à poids égal sur la fibrine de la viande.

C'est une substance soluble dans l'eau, non coagulable par la chaleur en solution étendue.

Boiled beef

Viande fumée

Bœuf d'Amérique salé

LÉGUMES VERTS

Pommes de terre

Haricots verts

Petits pois frais

Oseille

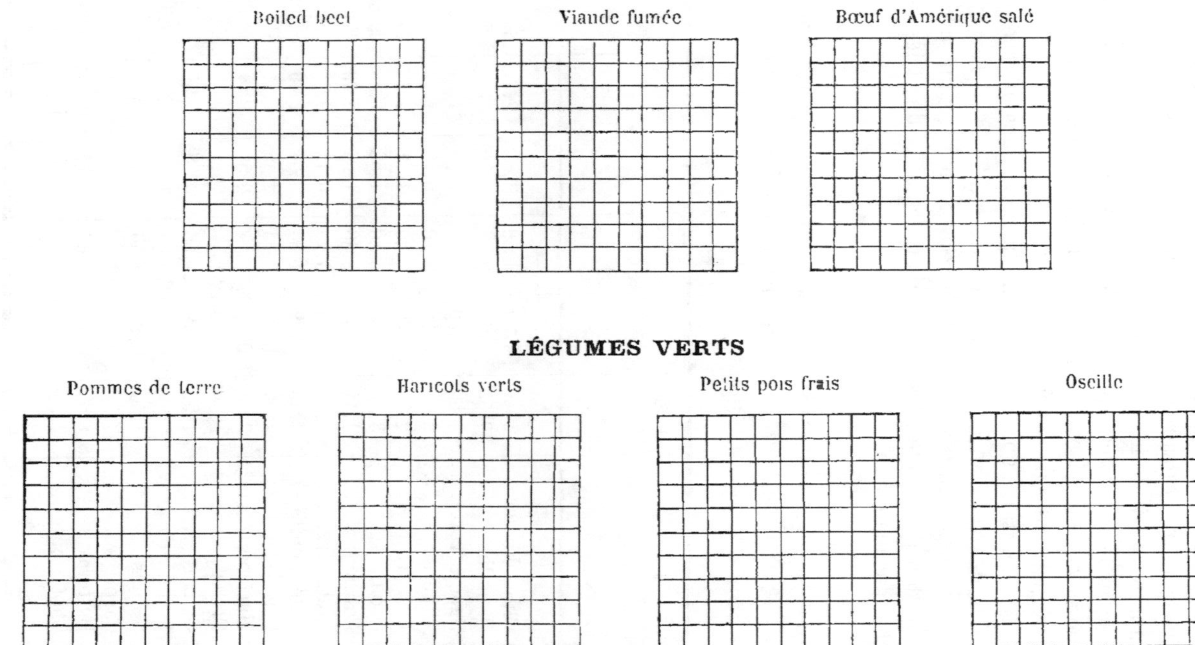

En dehors de l'action bien connue de la chaux ou plutôt des eaux trop calcaires sur les légumes, leur cuisson peut être rapprochée de celle de la viande.

Pour les pois, les lentilles, une partie de la légumine passe dans l'eau de cuisson et la plupart du temps celle-ci est jetée, d'où perte de substance nutritive.

Les solutions épaisses de légumine contenues dans les cellules des pois se coagulent à l'eau bouillante. Il faut pour obtenir des légumes tendres suivre la même règle que pour le bouillon de viande : les mettre dans l'eau froide et les faire chauffer lentement.

Tableau indiquant les proportions de substances albuminoïdes, de graisse, d'hydrate de carbone, de cendres et de cellulose pour 100 gr. de légumes.

LÉGUMES FRAIS	ALBU-MINOÏDES	GRAISSE	HYDRATE DE CARBONE	CENDRES	CELLULOSE	EAU
Chou d'hiver....	4. »	1. »	11.50	1.50	2. »	80. »
Choufleur.......	2.53	0.10	2. »	0.70	»	92. »
Salade verte....	1.50	0.50	2. »	1. »	1. »	92. »
Asperge	2. »	0.30	2.50	0.50	1. »	93.70
Epinard.........	2. »	0.30	2.20	1. »	1.50	93. »
Oseille.........	3. »	0.50	3.50	1.50	1. »	90.50
Laitue	1.41	0.31	2.50	1.03	0.73	94.02
Radis..........	1.23	0.15	3.79	0.74	0.75	93.34
Céleri (bulbes)..	1.48	0.39	11.80	0.84	1.40	84.09
Céleri (feuilles)..	4.64	0.79	9.33	2.45	1.41	81.57
Haricots verts..	3. »	0.20	7. »	0.50	1. »	88.30
Petits pois frais.	6. »	0.50	11. »	1. »	1.50	80. »
Chicorée........	1.01	0.49	21.06	0.78	0.97	75.69
Pomme de terre.	2. »	0.20	20.05	1. »	1. »	75.30
Navets..........	1.50	0.20	13.50	1.50	»	85. »
Carottes	2. »	0.20	10. »	1. »	1. »	85.80
Betteraves......	1.50	0.10	11.30	3.70	0.80	82.70
Choucroute	2.50	0.50	4.50	1. »	1. »	90 50

LÉGUMES SECS	ALBU-MINOÏDES	GRAISSE	HYDRATE DE CARBONE	CENDRES	CELLULOSE	EAU
Haricots blancs....	24. »	2. »	51. »	3. »	5. »	14. »
Haricots flageolets.	27. »	2.70	48.90	3.30	2.90	9.90
Fèves de marais...	22. »	1.50	57.50	2.50	3.50	13. »
Fèveroles..........	30.80	1.90	48.30	3.50	3. »	12.50
Lentilles..........	25. »	2. »	55. »	2.50	3.50	12. »
Pois..............	22.50	1.50	53. »	2.50	5. »	13.50

Analyse des principales substances féculentes (Moleschott)

POUR 1000	POIS	HARICOTS	FÈVES	LENTILLES	CHATAIGNES	POMMES de terre
Albuminoïdes	233.52	225.49	220.32	264.94	44.51	13.23
Cellulose...........	49.66	43.97	50.27	22.17	37.93	64.43
Amidon, dextrine, sucre..	526.53	499.02	526.80	559.05	356.51	173.30
Graisse.............	19.66	19.55	15.97	24.01	8.73	1.56
Matière extractive....	11.84	27.69	33.26	»	»	8.99
Potasse	8.60	9.82	6.24	5.71	5.96	6.26
Soude.............	1.63	2.41	3.41	2.21	2.90	»
Chaux	1.04	2.36	1.53	1.04	1.18	0.26
Magnésie...........	1.82	1.85	2.05	0.41	1.18	0.53
Oxyde de fer........	0.23	0.01	0.30	0.33	0.15	0.05
Acide phosphorique.	8.50	6.46	9.01	5.97	1.24	1.79
Acide sulfurique.....	0.77	0.70	0.86	»	0.58	0.47
Chlore.............	»	0.25	0.51	0.76	»	»
Chlorure de potassium.	0.67	»	»	«	»	»
— de sodium...	0.44	»	»	»	0.74	0.13
Silice..............	0.05	0·22	1.42	0.22	0.35	0.18
Eau................	145.04	160.20	128.55	113.18	537.14	727.46
Total des sels........	23.75	24.08	25.33	16.65	15.17	10.25

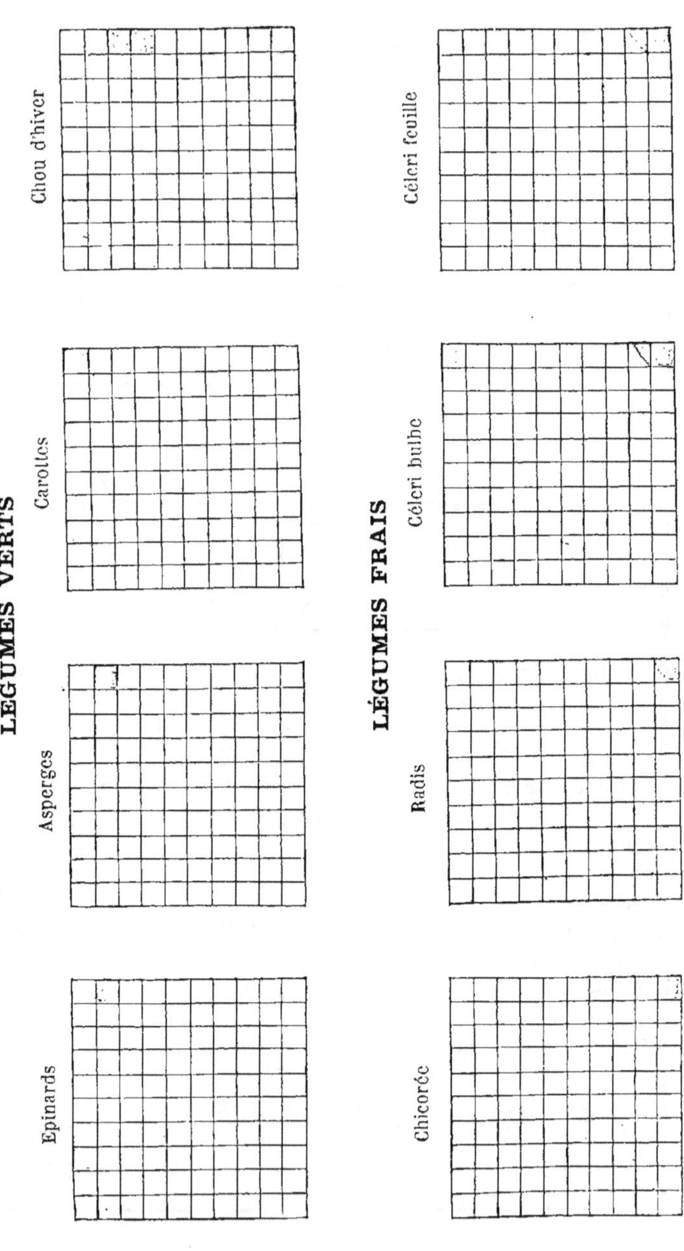
Chou d'hiver
Céleri feuille
LÉGUMES VERTS
Carottes
Céleri bulbe
LÉGUMES FRAIS
Asperges
Radis
Epinards
Chicorée

LÉGUMES DIVERS

LÉGUMES FRAIS

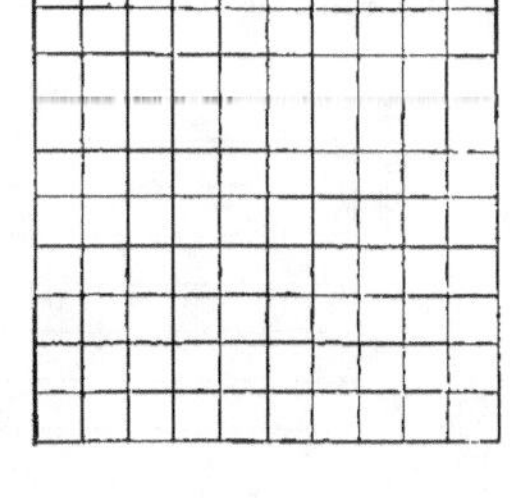
Navets

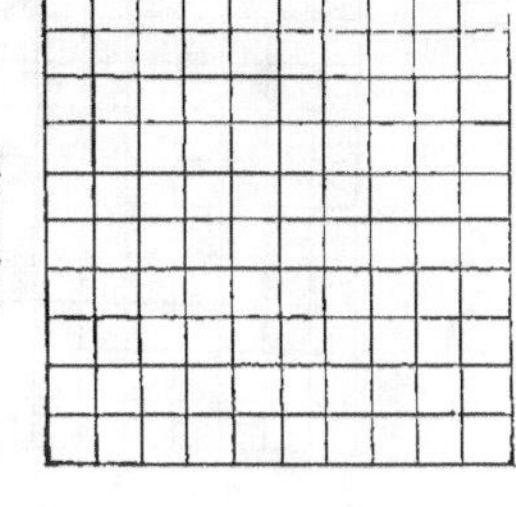
Salade verte

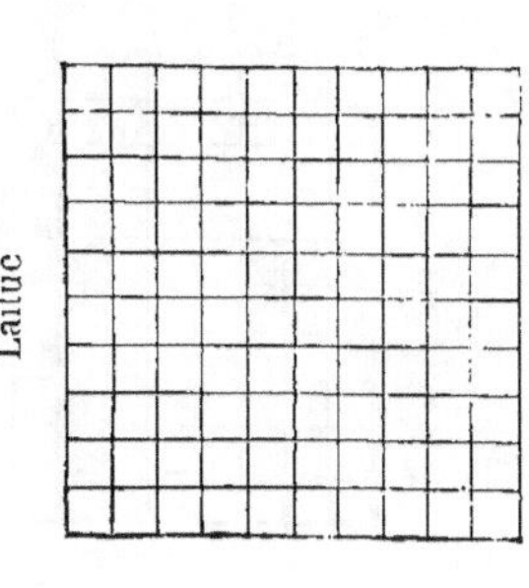
Choufleur

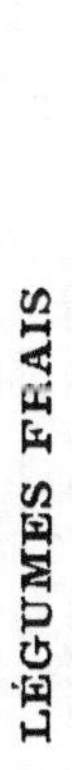
Laitue

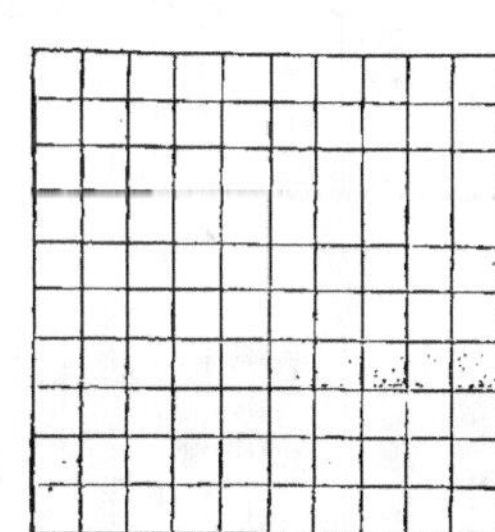
Lentilles

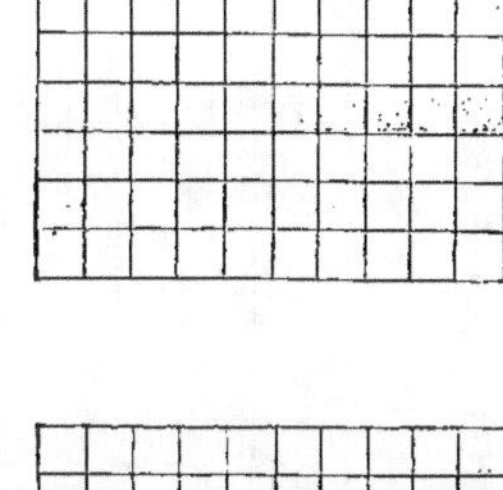
Pois secs

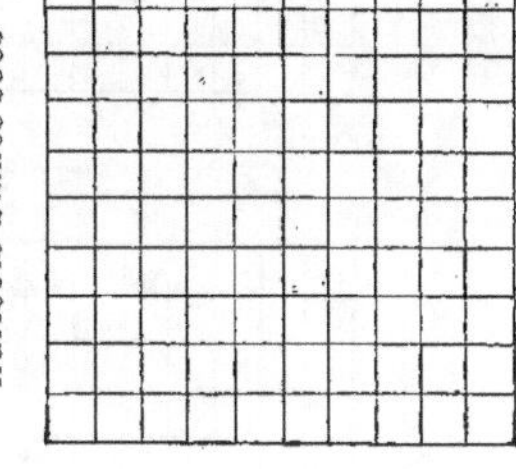
Haricots blancs secs

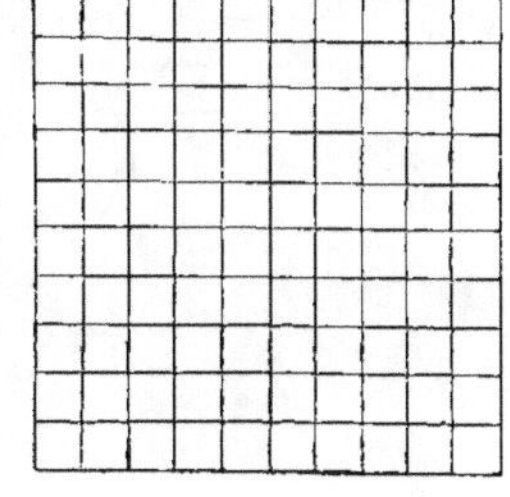
Choucroute

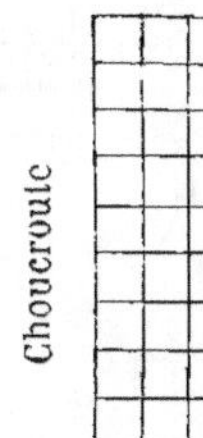

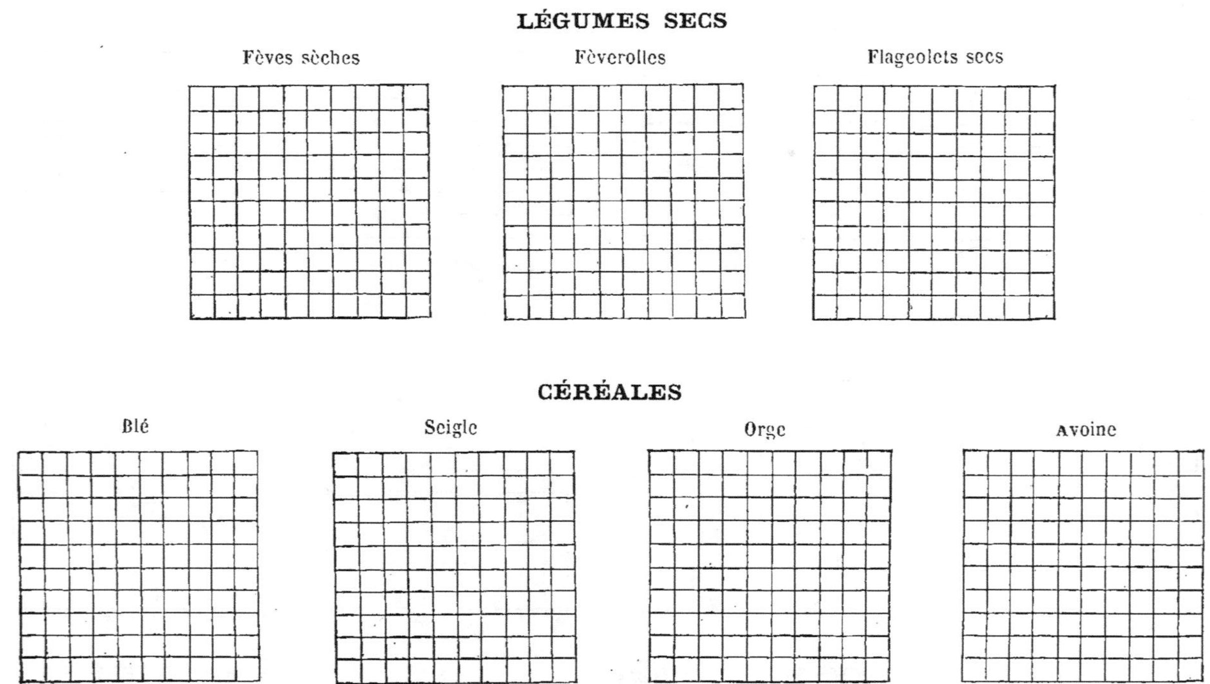
LÉGUMES SECS
Fèves sèches
Fèverolles
Flageolets secs
CÉRÉALES
Blé
Seigle
Orge
Avoine

CÉRÉALES

On désigne sous le nom de *céréales* un certain nombre de graminées dont les fruits sont employés pour l'alimentation, soit en nature, soit après avoir été réduits en farine par la mouture.

On range parmi les céréales, le sarrasin qui a une origine botanique différente (polygonée).

Céréales

CÉRÉALES	ALBU-MINOÏDES	GRAISSE	HYDRATE DE CARBONE	CENDRES	CELLULOSE	EAU
Blé	13.53	1.85	66.36	1.99	3.23	12.99
Seigle...........	10.70	2.10	66.83	1.46	4.96	13.87
Orge............	11.10	2.20	65. »	2.70	5.30	13.80
Avoine	9.04	3.99	61.83	2.59	11.64	10.88
Maïs...........	7.91	4.83	67.93	1.28	5.25	12.01
Riz	8. »	0.50	76. »	1. »	1. »	13.50
Sarrasin........	6.82	3.18	69.94	2.12	4.78	12.97
Millet..........	9.25	3.50	65.95	2.35	7.29	11.66

ANALYSE DES PRINCIPALES CÉRÉALES

1° Substances organiques °/₀

ESPÈCES	ALBU-MINOÏDES	AMIDON	DEXTRINE	SUCRE	GRAISSE	CELLULOSE	EAU
Froment......	13.53	56.86	4.66	4.84	1.85	3.23	12.99
Orge.........	12.26	48.26	9.95	9.95	2.63	9.74	14.48
Seigle........	10.74	55.51	8.45	2.87	2.10	4.96	13.87
Avoine	9.04	50.33	4.96	6.54	3.99	11.64	10.88
Maïs.........	7.91	63.74	2.34	1.85	4.83	5.25	12.01
Sarrasin......	6.82	67.23	2.12	0.59	3.18	4.78	12.97
Riz	5.06	82.29	0.98	0.17	0.75	1.01	9.20

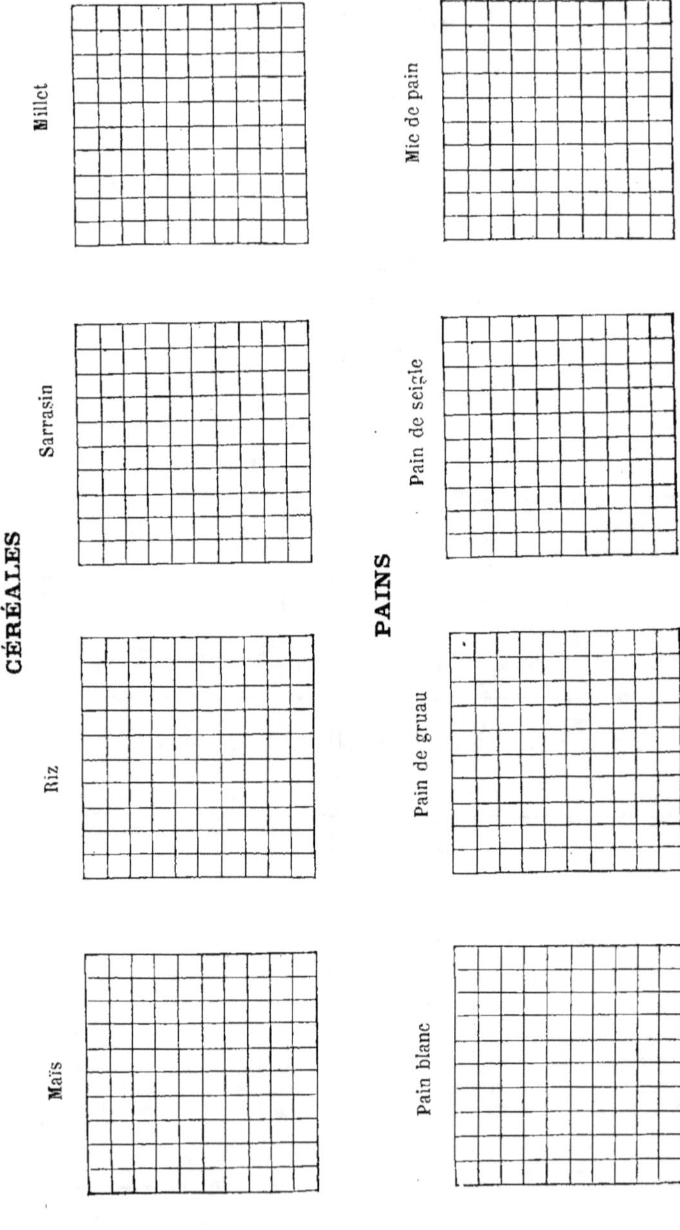

CÉRÉALES
Millet
Sarrasin
Riz
Maïs
PAINS
Mie de pain
Pain de seigle
Pain de gruau
Pain blanc

Digestibilité de quelques aliments végétaux (Rübner)

ALIMENTS	INGÉRÉS				NON ASSIMILÉS							
	SUBSTANCE sèche	AZOTE	HYDRATE de carbone	CENDRES	SUBSTANCE sèche		AZOTE		HYDRATE de carbone		CENDRES	
					gr.	%	gr.	%	gr.	%	gr.	%
Pain	521	20.4	357	30.1	4.85	9.1	3.6	17.5	12.9	3.6	8.1	32.5
Maïs	738	14.7	563	26.8	49.3	6.7	2.3	15.5	18.»	3.2	8.»	30.»
Riz	660	10.4	493	23.8	27.2	4.1	2.1	20.4	4.»	1.9	»	»
Pommes de terre	819(a)	11.5	718	»	9.4	9.4	3.7	32.2	55.»	7.6	»	»
Carottes	352(b)	6.5	282	»	8.5	20.7	2.5	39.»	50.»	18.2	»	»
Chou frisé	406(c)	13.2	247	»	73.4	14.9	2.4	18.5	38.»	15.4	»	»
Haricots verts	40(d)	1.4	155	»	15.2	15.»	0.7	»	3.9	15.4	»	»

(a) 3078 à l'état frais. — (b) 2566 à l'état frais. — (c) 3831 à l'état frais — (d) 540 à l'état frais.

FARINES

Gros son
Petit son
Farine de blé
Farine de son
Farine de maïs
Farine de Millet
Farine de pois blutée
Farine de haricots blutée

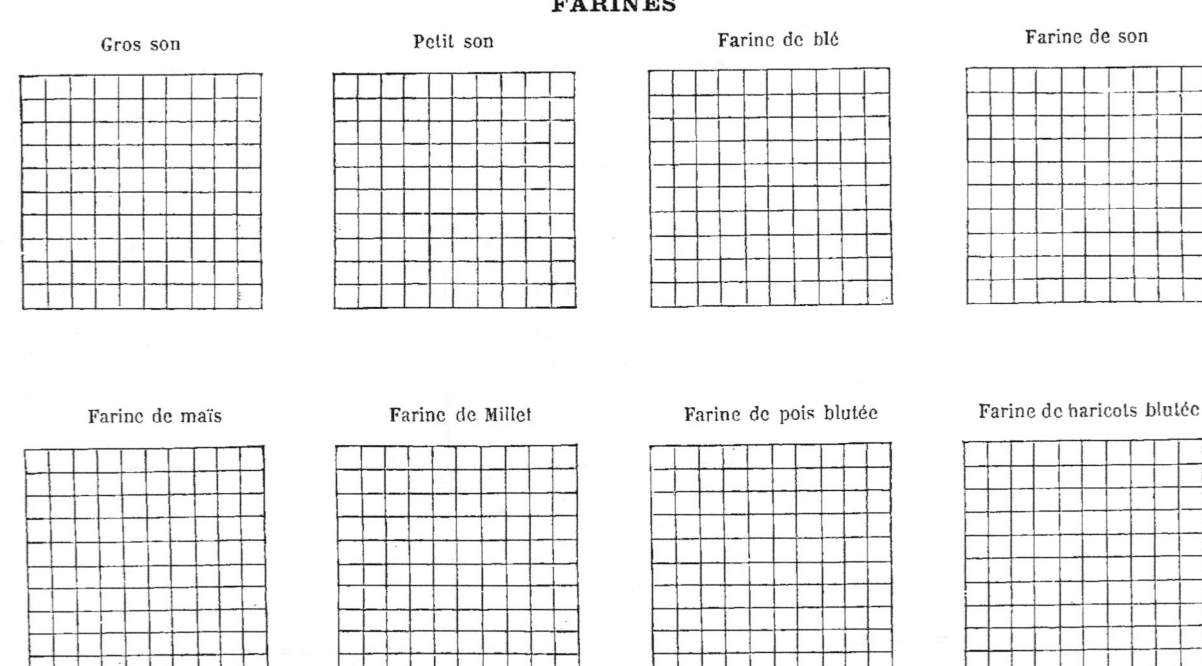

2° Substances minérales °/₀

ESPÈCES	CENDRES TOTALES	POTASSE	SOUDE	CHAUX	MAGNÉSIE	OXYDE DE FER	ACIDE PHOSPHOR.	ACIDE SULF.	SILICE
Froment........	1.996	0.44	0.19	0.05	0.22	0.01	0.99	0.002	0.02
Orge...........	2.655	0.35	0.19	0.06	0.17	0.03	1.13	0.005	0.68
Seigle.........	1.461	0.34	0.18	0.07	0.15	0.02	0.65	0.005	0.01
Avoine	2.594	0.34	0.02	0.08	0.19	0.02	0.49	0.016	1.40
Maïs...........	1.287	0.39	0.39	0.01	0.22	»	0.64	»	0.01
Sarrasin	2.122	0.47	0.18	0.11	0.24	0.01	0.88	0.046	0.08
Riz...........	0.677	0.10	0.01	0.03	0.21	0.01	0.31	»	0.007

FARINES

On donne généralement le nom de *farine* au produit de la mouture du grain des céréales et des légumineuses.

On retrouve dans les farines toutes les substances qui existent dans ces grains; la proportion de ces substances seule varie avec la qualité de la farine.

Plus une farine est bien blutée, moins elle contient de son et aussi de cellulose.

Composition de quelques farines de céréales et de légumineuses (1)

DÉNOMINATION DES FARINES	MATIÈRE AZOTÉE	MATIÈRE GRASSE	Matière extractive et hydrate de Carbone	CELLULOSE	CENDRES	EAU
	°/₀	°/₀	°/₀	°/₀	°/₀	°/₀
Farine de blé...............	11.82	1.36	72.23	0.98	0.96	12.65
— de seigle...............	11.52	2.08	69.66	1.59	1.44	13.71
— d'orge...............	14.89	1.48	71.74	0.47	0.59	14.83
— d'avoine...............	14.67	5.91	64.73	2.39	2.21	10.07
— de sarrasin...........	9.28	1.89	72.46	0.89	1.21	14.27
— de maïs...............	14. »	3.80	70.68	»	0.86	10.60
— de millet...............	9.81	8.80	71.78	»	»	10.30
— de pois...............	25.10	»	54.90	»	3.20	16.80
— de haricots...........	25.56	1.55	53.13	»	3.28	13.48
— de lentilles......	22.71	0.84	60.77	»	2.42	13.25
— de tapioca......	0.63	»	85.95	»	0.12	13.30
— d'arrow-root...........	0.88	»	82.41	»	0.21	16.50
Fécule de pommes de terre...	1.03	»	80.83	»	0.96	17.18

(1) *Documents sur les falsifications*, p. 516.

Composition du son et de la farine (1)

	FARINE	SON
Eau..............................	15.54	12.67
Matière azotée.....................	11.17	12.99
Graisse...........................	1.07	2.88
Amidon...........................	70.43	31.31
Cellulose........	0.98	34.57
Cendres.........	0.81	5.58
	100. »	100. »

Comparaison entre les cendres du blé, de la farine et du son (2)

	CENDRES	ACIDE phosphorique
Blé...............................	21. »	8.94
Farine............................	8.10	2.33
Son..............................	55.14	23. »

Composition °/₀ des cendres de la farine de blé (3)

Acide phosphorique............................	43.7
Potasse.......................................	31.8
Magnésie......................................	9.8
Chaux..	6.»
Peroxyde de fer et d'alumine	1.3
Silice...	7.4
	100.»

(1. 2. 3.) *Documents sur les falsifications des substances alimentaires*, p 502.

PAINS

Les farines de toutes les céréales peuvent être employées à la fabrication du pain. La pâte faite de farine, d'eau et de levain, est pétrie dans une chambre chauffée à 25 degrés environ, abandonnée à la fermentation à cette température. Le levain transforme l'amidon en dextrine, puis en sucre, qui va se dédoubler en alcool et acide carbonique (1).

Ce dernier est retenu par le gluten, soulève la pâte formant ainsi les yeux du pain ; le pain lève. Dans le four, la fermentation s'arrête, la croûte se fait à la surface (250°) ; la partie interne soumise à une moindre température (80 à 100°) forme la mie.

Au point de vue alimentaire, le pain débarrassé du son (ce qui est le cas général) est plus nourrissant. Mais l'analyse a démontré que si la farine blanche contenait plus de substances azotées et hydrocarbonées, la présence dans le son de principes salins d'une grande importance (phosphate de chaux et de magnésie), pourrait en rendre l'usage excellent.

Pain de choix.................................... 1 gr. 57 azote
Pain de 1re qualité.............. .... 1 gr. 15 azote
Pain de 2e qualité....... .... 0 gr. 99 azote

PAINS

PAINS	ALBU-MINOÏDES	GRAISSE	HYDRATE de carbone	CENDRES	CELLULOSE	EAU
Pain blanc........	8.80	1. »	55. »	1.7	»	33. »
— de gruau.....	7.80	1.88	41. »	2. »	2.70	33. »
— de seigle.....	7.70	1. »	48. »	1.60	1.80	40. »
Mie de pain........	6.60	0.70	57.30	0.84	»	34.56
Croûte............	13. »	1.10	66.4	1.24	»	29. »
Pain de gluten.....	65. »	»	»	0.60	2.70	34.4
— de son........	6.20	1.88	21.50	4.70	24. »	33. »

(1) Pour M. Duclaux (*Chimie biologique — Encyclopédie de M. Frémy*, p. 584), la fermentation panaire n'est pas une fermentation alcoolique produite par la levure de bière, mais les ferments de diverse nature qu'on rencontre par milliers dans la pâte et dans le levain sont l'origine du dégagement gazeux qui gonfle la pâte.

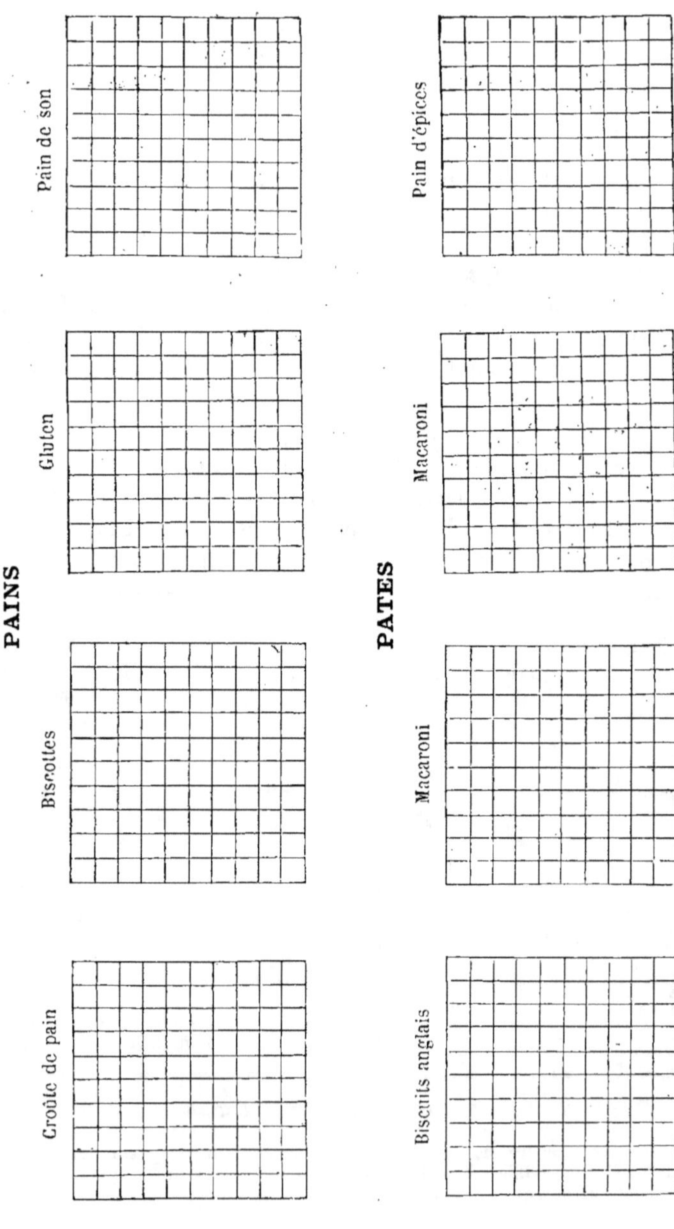
PAINS
PATES
Pain de son
Pain d'épices
Gluten
Macaroni
Biscottes
Macaroni
Croûte de pain
Biscuits anglais

Rapport entre la forme du pain et son degré d'hydratation
(M. Balland).

Le degré d'hydratation d'un pain est en rapport avec le poids et la forme de ce pain.

Un pain rond de 1 kil. 500 renferme 39 % d'eau ;

   —   de 0 » 750   »   35 %   »

   —   long de 0 » 750   »   33 %   »

Il y a donc avantage à acheter des pains longs et plutôt deux pains longs de 750 grammes qu'un pain rond de 1.500 grammes. On gagne 12 % en matières alimentaires.

Composition du pain

	CROUTE	MIE
100 parties de pain contiennent.............	22.527	77.473
Déterminées par dessication (Eau..........	17.147	44.454
à 115°................... (Matières sèches.....	82.853	55.546
Pour 100 p. de matières (Matières solubles.	14.160	9.200
sèches............ (Matières insolubles	85.840	90.800
Cendres % de matières sèches.............	1.450	1.510
Azote % des matières sèches.............	2.510	1.920
Azote % des matières solubles desséchées...	7.777	2.545
Azote % des matières insolubles desséchées..	1.639	1.861
Matières grasses 0/0 de matières sèches.....	1.427	1.261

L'analyse du même pain, croûte et mie mélangées dans leurs proportions relatives, donne les résultats suivants :

Eau..	38.30
Matières azotées insolubles (gluten et analogues) 0.24	
Matières azotées solubles (albumine et analogues) 1.86	8.10
Matières non azotées solubles (dextrine, sucre).....	4.04
Amidon............................	47.84
Matières grasses.........................	0.81
Matières minérales......................	0.91
	100. »

Comme valeur nutritive moindre viennent ensuite :

Le pain d'orge, de saveur et d'odeur moins agréables que celles du pain de froment, il est lourd et indigeste;

Le *pain de seigle*, d'une odeur et d'une couleur spéciales, renfermant un certain nombre de substances hygroscopiques qui le font rester plus longtemps frais;

Le *pain d'avoine* ou pain de gruau;

Le *pain de maïs* de consistance molle, hygroscopique, peu agréable au goût, lourd, indigeste;

Le *pain* ou *galette de blé noir* dont la farine, étant pauvre en gluten, ne lève pas et forme une masse compacte;

Le *pain de riz et de froment,* très digestible, mais moins nutritif que le pain ordinaire.

PATES ALIMENTAIRES

Les farines de blés durs et demi-durs, qui sont plus riches en gluten que toutes les autres, entrent pour une assez grande part dans l'alimentation, après addition de lait, de beurre ou de graisse et de jaune d'œuf.

Ces pâtes sont désignées sous le nom de vermicelle, nouilles, macaroni, pâtes alimentaires.

NATURE DES PATES	ALBU- MINOÏDES (Gluten)	GRAISSE	HYDRATE de CARBONE	CENDRES	CELLULOSE	EAU
Macaroni........	21.30	1. »	64.70	0.80	»	12.20
Vermicelle......	9.50	0.30	76.40	1.30	»	12.50
Nouilles	8.69	0.32	76.49	0.49	»	14.01
Semoule........	7.65	7.65	60.53	11.47	4.87	7.92

Digestibilité du pain et des pâtes (Rübner et Mayer)

QUALITÉS DU PAIN	INGÉRÉ				NON ABSORBÉ							
	POIDS	AZOTE	HYDRATE de carbone	CENDRES	MATIÈRES solides		AZOTE		HYDRATE de carbone		CENDRES	
					gr.	%	gr.	%	gr.	%	gr.	%
Pain blanc de froment	439	8.8	»	10. »	25.»	5.6	1.8	19.9	»	»	3.»	32.»
Pain de seigle et de froment	438	10.5	»	18.10	44.2	10.1	2.3	22.2	»	»	5.5	30.5
Pain de seigle	437	8.7	»	24.70	50.5	11.5	2.8	32.4	»	»	9.4	38.1
Pain noir	423	9.4	»	8.20	81.8	19.3	4.»	42.3	»	»	7.9	96.6
Pain blanc	455	7.6	3.91	9.90	23.5	5.2	2.»	25.7	6.»	1.4	2.5	25.4
Pain blanc	799	13.»	6.70	17.20	28.9	3.7	2.4	18.7	5.»	6.8	3.»	17.3
Pain noir grossier	765	13.3	6.59	19.30	15.8	15.«	4.3	32.»	7.2	19.»	10.2	36.»
Pâtes	743	11.9	5.58	25.40	36.3	4.9	2.3	20.5	9.1	6.»	5.4	20.9
Nouilles	626	10.9	4.62	21.80	27.»	4.3	1.9	17.1	6.1	2.»	5.3	24.1
Pâtes au gluten	664	22.6	4.18	32. »	38.1	5.7	2.5	11.2	10.»	2.3	7.1	22.2

PATISSERIES

A côté du pain et des pâtes alimentaires, on peut ranger les gâteaux qui sont un mélange de farine, de beurre et d'œufs, avec adjonction de sucre. Le pain d'épices est fait avec de la farine de seigle et de la mélasse ou du miel. Généralement ces gâteaux sont aromatisés avec quelque essence.

PATISSERIES	ALBU-MINOÏDES	GRAISSE	HYDRATE DE CARBONE	CENDRES	CELLULOSE	EAU
Biscuit de froment...	13.31	3.18	81.08	1. »	0.25	1.18
Biscuit anglais	8. »	9. »	75. »	0.80	»	7. »
Biscuit de seigle.....	11.54	1.57	62.39	»	10.5	14. »
Petits gâteaux.......	11. »	4.60	73. »	1.50	»	9.60
Pains d'épices.......	3.98	3.57	83.03	1.51	0.66	7.25

FRUITS.

Les fruits ont pour caractères généraux leur forte proportion en eau ; ils renferment du sucre, de la dextrine, de la cellulose, des acides organiques (acides citrique, tartrique, malique), des substances mucilagineuses, divers sels, des tannins, très peu de substances albuminoïdes ; certains contiennent de plus des hydrocarbures, des corps gras.

Leur valeur nutritive est en général peu considérable.

On peut diviser les fruits en :

1º Fruits sucrés (fraises, prunes, raisins, etc.) ;
2º Fruits acides (groseille, citron) ;
3º Fruits aqueux (melon, tomate) ;
3º Fruits féculents (châtaignes);
5º Fruits huileux (noix, amandes) :

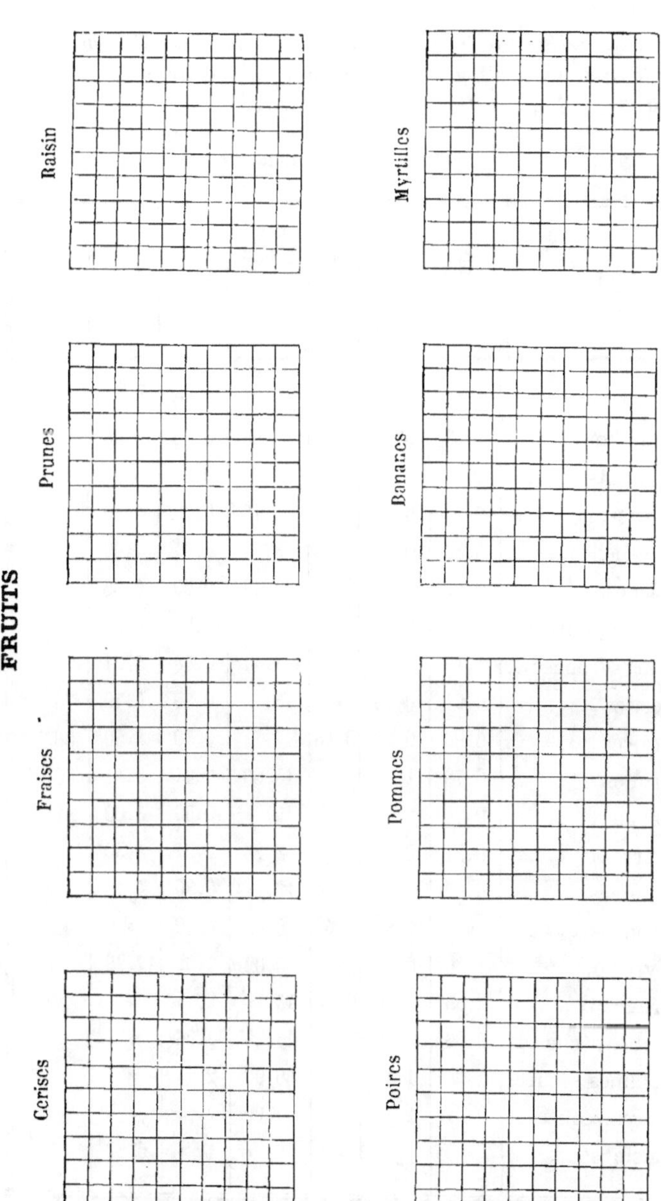

FRUITS
Raisin
Myrtilles
Prunes
Bananes
Fraises
Pommes
Cerises
Poires

Tableau indiquant les proportions d'acide libre, de substances albuminoïdes, d'hydrate de carbone, de cendres, de cellulose et d'eau dans 100 grammes de fruits.

Fruits sucrés et acides.

FRUITS	ACIDE LIBRE	SUBSTANCES ALBUMINOÏDES	GRAISSE	HYDRATE de CARBONE	CENDRES	CELLULOSE	EAU
Groseilles.......	2.15	0.51	»	6.38	0.50	6.70	75. »
Framboises.....	1.38	0.53	»	3.95	0.49	5.90	»
Abricots........	1.16	0.49	»	4.69	0.82	5.27	»
Reine-Claude ...	0.91	0.41	»	3.16	0.39	3.39	»
Mirabelle	0.53	0.38	»	3.97	0.64	4.99	»
Pêche..........	0.92	0.65	»	4.48	0.69	6.06	»
Mûres (mûriers).	1.86	0.36	»	9.19	0.66	0.91	»
Mûres (ronces)..	1.19	0.51	»	4.44	0.48	5.21	»
Cerises.........	0.91	0.70	»	15. »	0.50	6.70	75. »
Fraises	0.93	0.50	0.45	7. »	0.50	3.50	88.50
Prunes	0.78	1. »	»	15.80	0.71	5.41	80.60
Raisin	0.79	0.70	»	15. »	0.50	3.60	81. »
Poires	0.21	0.36	»	8.26	0.31	4.30	»
Pommes........	0.92	0.39	»	13. »	0.36	4.10	»
Bananes........	»	4.82	0.63	19.65	0.79	»	»
Myrtille........	1.66	0.78	»[^1]	5.02	1.02	12.29	»
Pruneaux	2.55	3.30	0.90	45. »	2. »	»	»
Figues sèches...	5.06	5.06	»	45.28	2.96	»	»
Pommes séchées	1.06	1.30	»	66.90	2. »	»	»
Poires séchées..	2. »	1.20	»	64.90	2. »	»	»
Raisin sec......	»	2.50	»	62. »	1. »	6.80	»

(1) Substance cireuse comptée comme matière grasse.

Fruits aqueux

FRUITS	SUBSTANCES albuminoïdes	GRAISSE	HYDRATE de carbone	CENDRES	CELLULOSE	EAU
Melon..............	0.69	0.15	11.98	0.91	0.99	85.28
Tomates	1.25	0.33	4.02	0.63	0.84	92.37

Fruits féculents

FRUITS	SUBSTANCES albuminoïdes	GRAISSE	HYDRATE de carbone	CENDRES	EAU
Châtaigne..............	8.31	0.87	35.6	1.52	53.7

Fruits huileux

FRUITS	SUBSTANCES albuminoïdes	GRAISSE	HYDRATE de carbone	CENDRES	CELLULOSE
Noisette...............	15.62	66.47	»	1.83	3.28
Amande................	24.2	53.7	7.2	2.9	6. »
Noix fraîches	9.10	3.62	»	»	»
Noix sèches............	27.65	45.80	14.75	2.64	2.21
Pin pignon.	38.45	40.50	»	4.14	1.20

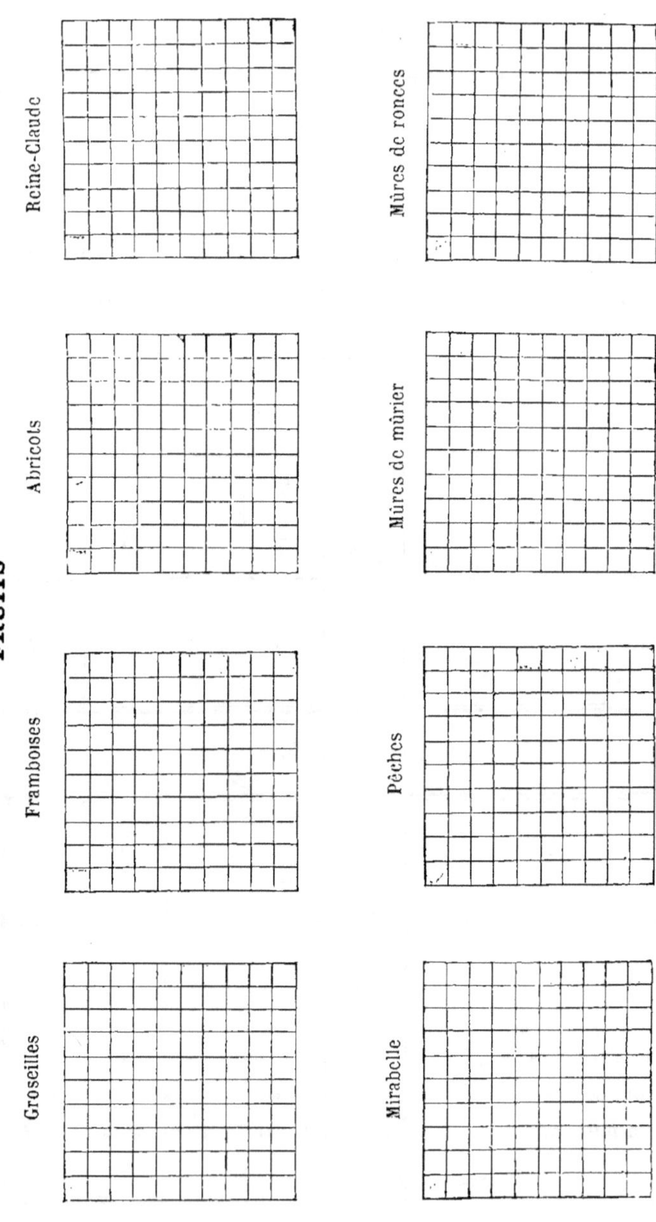
FRUITS
Reine-Claude
Mûres de ronces
Abricots
Mûres de mûrier
Framboises
Pêches
Groseilles
Mirabelle

Analyse des principaux fruits °/₀₀ (Moleschott).

	PRUNES	CERISES	POIRES	POMMES	GROSEILLES A MAQUEREAU	FRAISES
Albuminoïdes........	3.73	8.18	2.35	3.91	4.75	5.12
Pectine. — Dextrine. — Matières colorantes. — Graisse. — Sels organiques............	62.10	19.82	32.39	55.19	11.13	1.03
Pectose.............	4.36	6.73	4.58	11.98	6.11	4.70
Ecorce et cellulose...	7.39	6.29	27.76	15.20	34. »	12.54
Noyau..............	38.23	47.94	3.84	2.19		
Sucre..............	64.43	117.23	87.82	79.64	69.30	50.92
Acides libres.:.......	9.21	10.20	0.31	6.91	16.03	13.63
Cendres totales.......	4.80	6.58	3.57	3.65	4.97	7.56
Potasse.............	2.63	3.41	1.96	1.30	'1.93	1.77
Soude..............	0.42	0.08	0.31	0.95	0.47	2.27
Chaux	0.23	0.49	0.29	0.15	0.61	1.20
Magnésie...........	0.22	0.35	0.19	0.32	0.28	traces
Oxyde de fer........	0.12	0.12	0.04	0.05	0.23	0.50
Acide phosphorique..	0.85	1.05	0.54	0.50	0.98	1.05
— sulfurique.....	0.15	0.60	0.05	0.16	0.13	0.20
— silicique.......	»	»	»	»	»	»
Chlorure de sodium..	0.03	0.14	traces	»	0.06	0.24
Eau................	805.84	777.03	832.38	821.33	853.67	874.50

Richesse progressive °/₀ en acide libre des fruits.

FRUITS	ACIDE LIBRE °/₀
	GR.
Poires..	0.20
Mirabelles....................................	0.53
Pommes......................................	0.69
Prunes.......................................	0.78
Raisin..	0.73

FRUITS SECS

Poires sèches

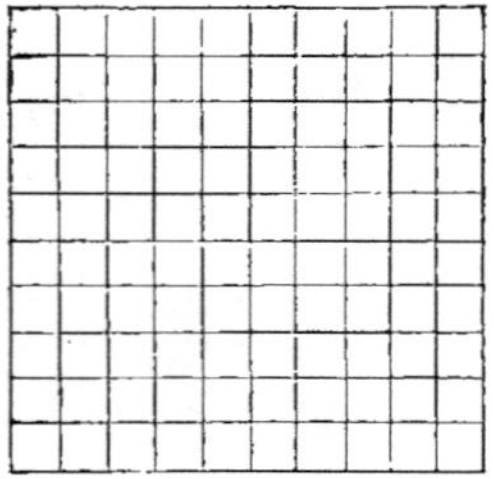

Pommes sèches

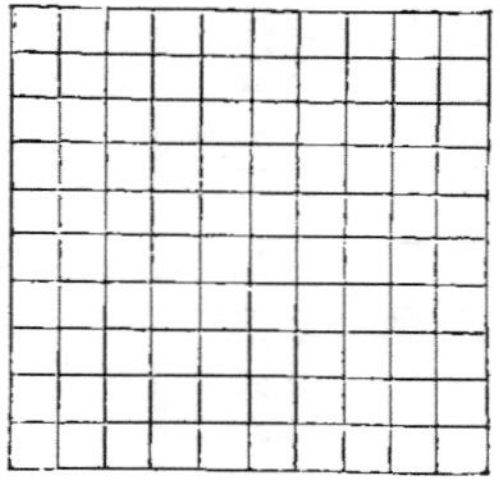

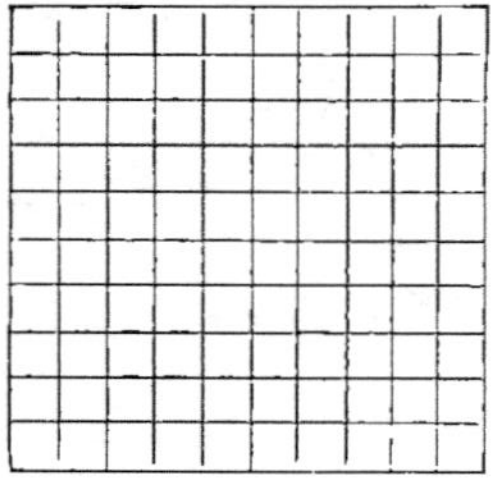

Figues sèches

Pruneaux

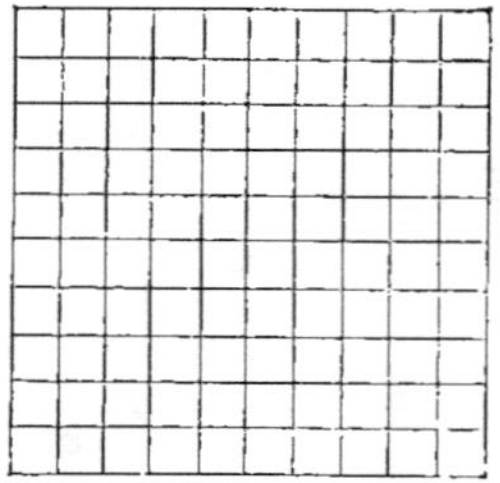

FRUITS AQUEUX

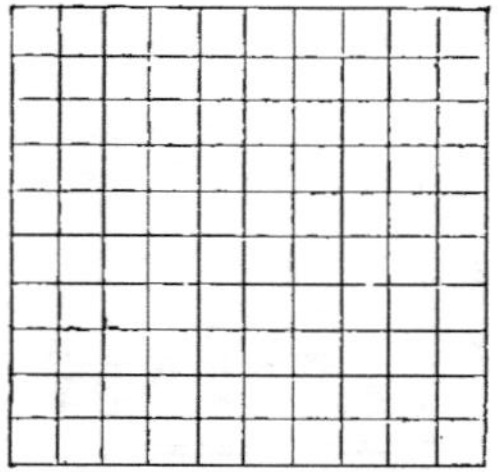

Tomate

Melon

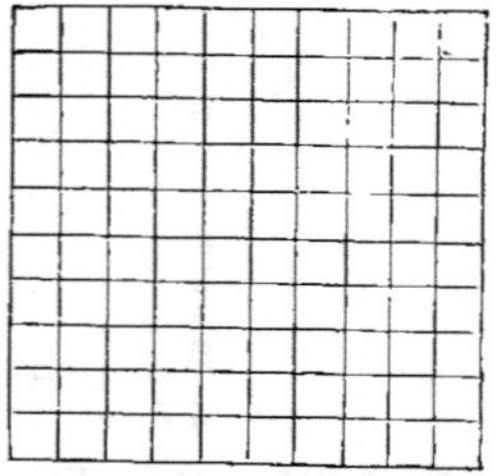

FRUITS FARINEUX

Châtaigne

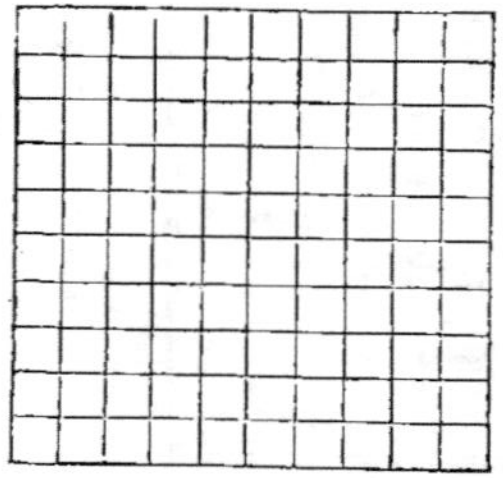

FRUITS SECS

Raisin sec

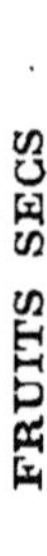

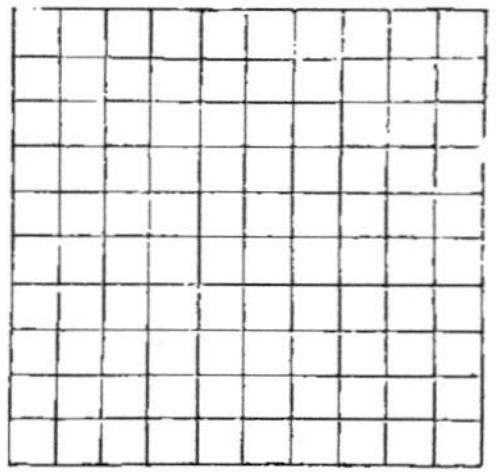

FRUITS	ACIDE libre %
Cerises	0.91
Reine-Claude	0.91
Pêche	0.92
Fraises	0.93
Abricot	1.16
Mûres sauvages	1.19
Framboises	1.38
Groseille à maquereau	1.60
Myrtille	1.66
Mûres (mûrier)	1.86
Groseille	2.15
Tamarin	11.40

Richesse %oo en acide oxalique de certains aliments tirés du règne végétal (Esbach)

1° ÉPICES ET CONDIMENTS	gr.
Thé noir total	3.750
— (infusion 5 minutes)	2.000
Cacao (poudre alimentaire)	3.520 à 4.500
Chocolat	0.900
— (une tablette)	0.038
Poivre pur	3.250
Chicorée, café	0.795
Cerfeuil	0.035
Persil	0.006

FRUITS OLÉAGINEUX

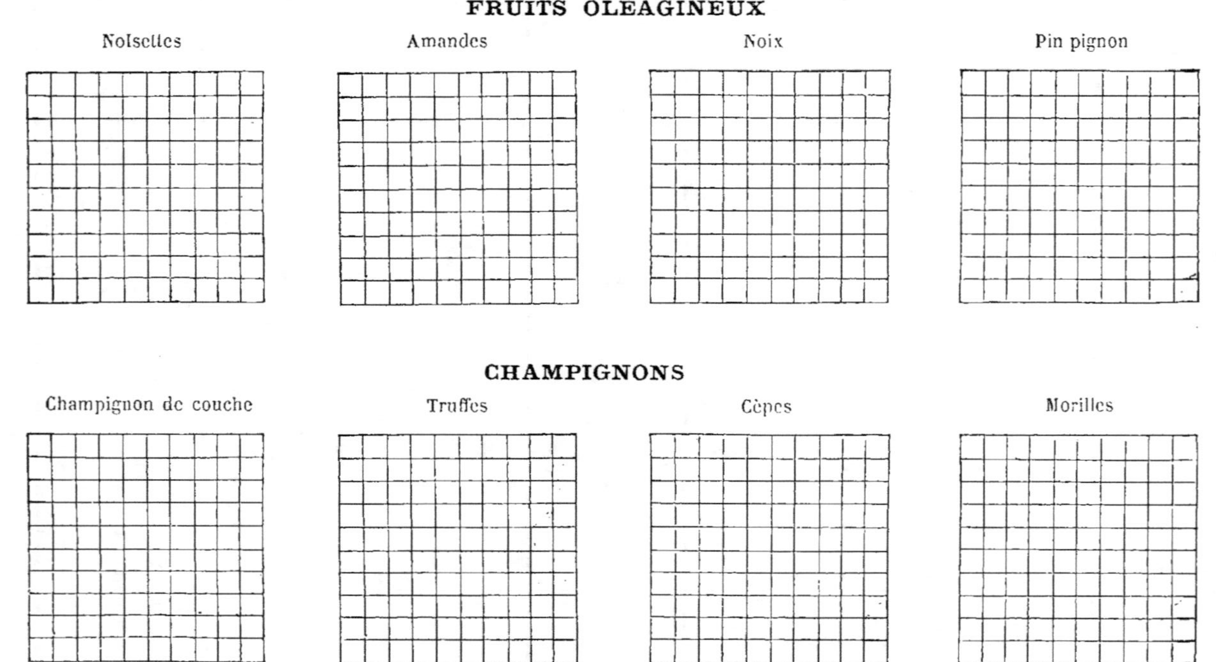

CHAMPIGNONS

2° FARINEUX

	GR.
Haricots blancs..................	0.312
Fèves de marais.....................	0.158
Céleri rave.....................	0.135
Pommes de terre.....................	0.046
Pain de bonne qualité	0.047
Croûte....................................	0.130
Mie.....................................	0.120
Farine de blé noir.....................	0.171
— d'orge.....................	0.039
— de maïs.....................	0.033
Son.....................................	0.848

3° METS VÉGÉTAUX ET HERBES CUITES

	GR.
Oseille.....................	2.740 à 3.630
Epinards.....................	1.910 à 3.270
Rhubarbe (branches).....................	2.466
Choux de Bruxelles.....................	0.002
Choux blancs.....................	0.003
Betterave	0.390
Haricots verts.....................	0.060 à 0.212
Salsifis.....................	0.070
Tomates.....................	0.002 à 0.032
Carottes.....................	0.027
Céleri en branches.....................	0.025

4° SALADES

	GR.
Chicorée	0.103
Barbe de capucin.....................	0.045
Escarole.....................	0.017
Mâche..................... .	0.016

5° FRUITS	GR.
Figues sèches..............................	0.270
Groseilles en grappes.......................	0.130
Pruneaux...................................	0.120
Groseilles à maquereau.....................	0.070
Prunes	0.070
Framboises.................................	0.062
Orange....................................	0.030
Citron....................................	0.030
Cerises...................................	0.025
Fraises...................................	0.012

CHAMPIGNONS

Les champignons, malgré leur forte proportion en eau, qui d'ailleurs diminue à la cuisson et celle en cellulose qui les rend peu digestibles, ont une valeur nutritive assez importante ; ils renferment de l'azote, des substances hydro-carboniques, des matières grasses et certains principes aromatiques stimulants.

Champignons

NATURE	MATIÈRES ALBU-MINOÏDES	GRAISSE	HYDRATE DE CARBONE	CENDRES	CELLULOSE	EAU
Champignons de couche.	4.68	0.39	»	0.46	3.65	91.01
Truffes.................	8.77	0.56	»	2.07	16.58	72. »
Cèpes...................	4.89	0.65	0.83	0.58	2.44	90.61
Morilles....	4.40	0.56	1.36	0.82	2.96	90. »

Composition des cendres %

NATURE	POTASSE	SOUDE	CHLORE	MAGNÉSIE	CHAUX	OXYDE DE FER	ACIDE Phosphorique	ACIDE SULFURIQUE	SILICE	AUTEUR
Champignons de couche.	50.71	1.69	4.58	0.53	0.75	1.16	15.43	54.29	1.42	Kohlrausch
Truffes......	54.21	1.61	»	2.34	4.95	0.51	32.96	1.17	1.14	

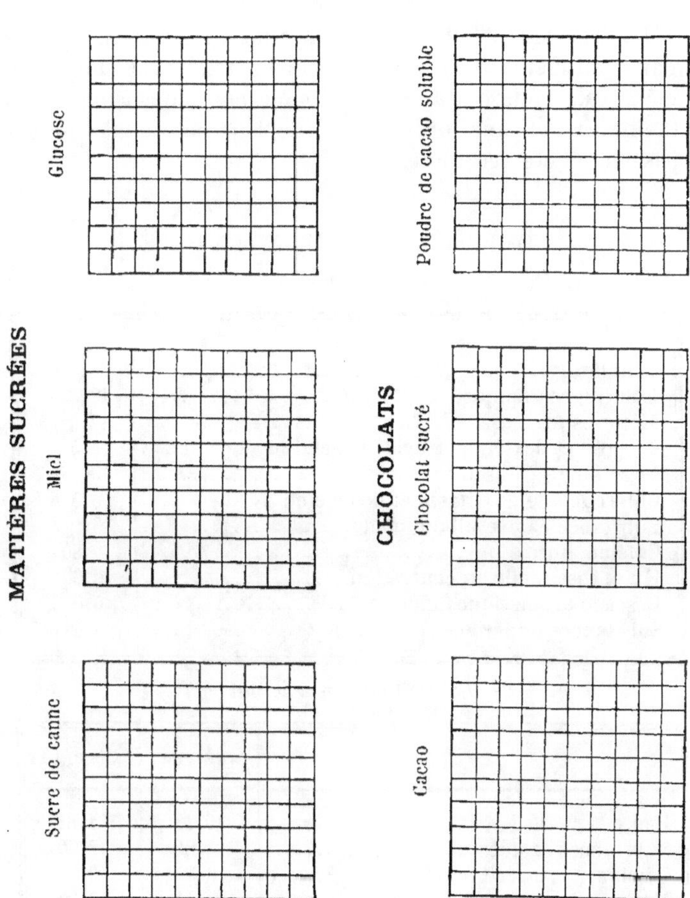

MATIÈRES SUCRÉES
Glucose
Miel
Sucre de canne
CHOCOLATS
Poudre de cacao soluble
Chocolat sucré
Cacao

BOISSONS AROMATIQUES

CAFÉ ET THÉ

Le café et le thé en infusion occupent une place importante dans l'alimentation; leur principale action est due à un même alcaloïde qui a reçu le double nom de caféine et de théine à l'époque où l'identité de leur nature n'avait pas pas encore été reconnue.

CAFÉ

COMPOSITION DU GRAIN DE CAFÉ

1° *Payen*

	GR.
Cellulose	34. »
Eau hygroscopique	12. »
Matières grasses	12 à 13
Glucose et dextrine et acide végétal indéterminé	15.5
Légumine — Caséine	10. »
Chlorogénate de potasse et de caféine	3.5 à 5
Substance azotée albuminoïde	3. »
Caféine libre	0.80
Huile essentielle en concrétion	0.001
Essence aromatique fluide	0.002
Substances minérales	6.697

2° *Laboratoire municipal* (1)

	CAFÉ VERT	CAFÉ BRULÉ
Eau	10.13	1.81
Substances azotées	11.84	12.20
Caféine	0.93	0.97
Matières grasses	12.21	12.03
Gommes et matières sucrées	11.84	1.01
Matières extractives	9.54	22.60
Cellulose	38.18	44.57
Matières minérales	5.33	4.81

(1) *Documents sur les falsifications des substances alimentaires*, p. 546.

Quantité de caféine °/₀ dans les diverses espèces de café
(Robiquet et Boutron)

	GR.
Café Martinique..............................	0.358
Café d'Alexandrie et de Java...................	0.252
Café Moka	0.212
Café de Cayenne..............................	0.200
Café St-Domingue.............................	0.178

Composition °/₀ des cendres du café (1) (Palm)

Potasse..	62.47
Soude...	1.64
Chaux...	6.29
Magnésie..	9.69
Oxyde de fer......................................	0.65
Acide sulfurique...................................	3.80
— phosphorique..............................	13.29
Chlore..	0.61
Silice...	0.54

Composition des principes solubles dans une infusion de café (2)
(La dose d'une tasse est d'environ 15 grammes)

Parties solubles dans l'eau...............	3.82
Matière azotée.........................	»
Caféine................................	0.26
Graisse................................	0.78
Sucre	»
Matière non azotée.....................	2.17
Cellulose	»
Cendres..	0.61 dont 0.36 de potasse

(1) *Documents sur les falsifications des substances alimentaires*, p. 546.
(2) *Documents sur les falsifications des substances alimentaires*, p. 548.
L'action nutritive du café est nulle ; il n'agit que sur le système nerveux.
Le café au lait n'a de valeur nutritive que par le lait et le sucre qu'il contient.

THÉ

Composition des divers thés

	THÉ DE CHINE		THÉ DE JAVA	
	Hyson	Congo	Hyson	Congo
1° MULDER (1)				
Huile essentielle...............	0.79	0.60	0.98	0.65
Chlorophylle..................	2.22	1.84	3.24	1.28
Cire.........................	0.28	»	0.32	»
Résine	2.22	3.64	1.64	2.44
Gomme......................	8.56	7.28	12.20	11.08
Tannin......................	17.80	12.88	17.56	14.80
Théine......................	0.43	0.46	0.60	0.65
Matière extractive...........	22.80	20.60	21.68	18.64
Matière colorante particulière...	19.16	16.34	15.18	16.82
Albumine ou caséine...........	3.	2.80	3.64	1.28
Fibrine (cellulose)..............	17.08	28.32	18.20	27.
Cendres.....................	5.66	5.24	4.76	5.36

2° LABORATOIRE MUNICIPAL (2)	
Eau......................................	11.49
Matière azotée...........................	21.22
Théine...................................	1.35
Huile essentielle.........................	0.67
Résine et Chlorophylle...................	3.62
Gomme et dextrine........................	7.13
Tannin...................................	12.36
Matière extractive........................	16.75
Cellulose.................................	20.30
Cendres..................................	5.11

(1) In *Documents sur les falsifications des substances alimentaires*, p. 558.
(2) In *Documents sur les falsifications des substances alimentaires*, p. 559.

Composition °/₀ des cendres du thé (1)

Potasse..	39.22
Soude..	0.65
Magnésie..	6.47
Chaux...	4.24
Oxyde de fer......................................	4.38
Protoxyde de manganèse............................	1.03
Acide phosphorique................................	14.55
Acide sulfurique..................................	traces
Chlore..	0.81
Silice..	4.35
Acide carbonique..................................	24.30

Richesse en théine des diverses espèces de thé °/₀

Thé (poudre à canon) (Péligot)....................	2.34 à 3 gr.
Thé Hyson (Peligot)...............................	2.79
Mélange de Souchong, poudre à canon, Hyson... Impérial, Peko (Péligot)............................	2.93
Thé perlé (Hert)..................................	6.

Composition des principes solubles dans une infusion de thé

(LA DOSE D'UNE TASSE EST D'ENVIRON 2 gr. 50)	
Extrait...	0.84
Théine..	0.035
Autres matières organiques azotées................	0.23
Cendres...	0.09
dont Oxyde ferrique...............................	0.002

(1) *Documents sur les falsifications des substances alimentaires*, p. 560.

CHOCOLAT

Le chocolat est un mélange composé de cacao torréfié et décortiqué et de sucre auxquels on ajoute de petites quantités de principes aromatiques.

Il contient un alcaloïde, la théobromine qui est l'homologue inférieur de la caféine.

CACAO

NATURE	ALBU-MINOÏDES	GRAISSE	HYDRATE DE CARBONE	CENDRES	CELLULOSE	EAU
Cacao...........................	13	48	18	5	5	9.5

Richesse en théobromine des divers Cacaos

ESPÈCE	WEIGMANN	ZIPPERER
Caraque	1.48	0.77
Trinidad	1.31	0.40
Surinam.....	1.66	0.50
Port-au-Prince....................	»	0.32
Machale.....	»	0.33
Puerto-Cabello	1.51	0.54
Ariba........................	»	0.35

Composition des divers chocolats.

ÉLÉMENTS	CHOCOLAT français		CHOCOLAT espagnol
	1	2	
Sucre de canne	59.07	57.47	41.40
Beurre de cacao	21.40	22.20	29.24
Amidon et glucose	1.83	1.83	1.48
Théobromine	1.26	1.38	1.93
Asparagine	indice	indice	traces
Albuminoïdes	4.57	4.75	6.25
Gomme mucique	1.02	1.07	1.42
Acide tartrique	1.41	1.48	1.98
Tannin et matière colorante	0.20	0.20	0.12
Cellulose soluble	4.53	4.70	6.21
Cendres	1.79	1.75	2.34
Eau	1.22	1.28	4.38

Une tasse de chocolat cuit à l'eau renferme environ 40 grammes de chocolat sec et représente :

Matières azotées	2.47
Corps gras	8.41
Corps sucrés	21.76
Alcaloïde (théobromine)	0.27

Composition % des cendres de cacao.

Potasse	33.4
Soude	»
Chaux	11.
Magnésie	17.
Acide phosphorique	29.6
Acide sulfurique	4.5
Chlore	0.20
Silice	3.3

SUCRES

La *saccharose* existe dans la plupart des fruits; elle se retire principalement de la canne à sucre et de la betterave.

Le sucre de canne possède presque toujours une légère odeur caractéristique ; il est généralement acide au tournesol, le sucre de betterave est presque toujours alcalin; quand ces deux sucres sont absolument purs, ils sont identiques chimiquement.

SUCRE

	SUBSTANCES albuminoïdes	EAU	HYDRATE de carbone	CENDRES
Sucre de canne............	»	0.25	98.70	0.84
Miel....................	1.20	3.75	72. »	0.25
Glucose	»	18.02	64.33	0.66

Richesse progressive en **matières albuminoïdes**
°/₀ *d'aliments tirés du règne végétal*

Poire	0.20	Pêche............	0.92
Sucre de canne........	0.35	Chou-rave......	0.93
Pomme.................	0.39	Chicorée..............	1.01
Groseille à maquereau..	0.47	Fécule......	1.03
Mirabelle	0.53	Carotte]..............	1.04
Framboises	0.53	Pommes sèches........	1.06
Cerises.................	0.62	Abricot.............	1.16
Courge-melon..........	0.69	Mûres (Rubus)........	1.19
Prune..................	0.78	Radis.................	1.23
Raisin	0.79	Tomate.............	1.25
Tige de céleri...	0.88	Miel.................	1.29
Arrow-root (farine).....	0.88	Framboise	1.38
Cerise..................	0.91	Poireau.............	1.40
Reine-Claude	0.91	Laitue	1.41

Céleri rave	1.48	Pain de gruau	7.80
Betterave	1.50	Maïs	7.91
Salade verte	1.50	Biscuit anglais	8. »
Navet	1.54	Châtaigne	8.31
Oignon	1.68	Nouilles	8.69
Endive	1.76	Truffes	8.77
Chou rouge	1.83	Pain blanc	8.80
Mûre (Morus)	1.86	Avoine	9.04
Chou blanc	1.89	Noix fraîche	9.10
Topinambour	1.98	Farine de sarrasin	9.28
Asperge	2. »	Vermicelle	9.50
Chou rave	2. »	Farine de millet	9.81
Carotte	2. »	Farine de tapioca	10.63
Épinard	2. »	Seigle	10.70
Pomme de terre	2. »	Farine d'orge	10.89
Poires sèches	2.07	Petits gâteaux	11. »
Mâche	2.07	Orge	11.10
Groseille	2.15	Farine de seigle	11.52
Pruneau	2.55	Biscuit de seigle	11.54
Feuilles d'oignon	2.58	Farine de blé	11.82
Raifort	2.73	Poivre	11.99
Bulbe de poireau	2.83	Croûte	13. »
Oseille	3. »	Blé	13.53
Haricots verts,	3. »	Biscuit de froment	13.31
Persil	3.66	Farine de maïs	14. »
Ciboulette	3.92	Farine d'avoine	14.67
Pain d'épices	3.98	Noisette	15.62
Chou d'hiver	4. »	Noix	16.37
Sarriette	4.15	Fèves de marais	22. »
Morilles	4.40	Pois secs	22.50
Céleri (feuilles)	4.64	Farine de lentilles	22.71
Champignon de couche	4.68	Haricots blancs	24. »
Chou de Bruxelles	4.83	Amandes sèches	24. »
Figues sèches	5.06	Lentilles	25. »
Pimprenelle	5.65	Farine de pois	25.10
Petits pois frais	6. »	Farine de haricots	25.56
Pain de son	6.20	Graine de moutarde	26.28
Mie de pain	6.60	Haricots flageolets	27. »
Sarrasin	6.82	Fèverolles	30.80
Semoule	7.65	Pin pignon	38.45
Pain de seigle	7.70	Pain de gluten	65. »

Richesse progressive en **matières grasses**

% *d'aliments tirés du règne végétal.*

Betteraves	0.10	Macaroni	1. »
Radis	0.15	Croûte	1.10
Dattes	0.20	Farine de blé	1.36
Pomme de terre	0.20	— d'orge	1.48
Navets	0.20	Pois	1.50
Carottes	0.20	Fèves de marais	1.50
Haricots verts	0.20	Farine de haricots	1.55
Vermicelle	0.30	Biscuit de seigle	1.57
Asperge	0.30	Blé	1.85
Épinards	0.30	Farine de sarrasin	1.89
Laitue	0.31	Pain de son	1.88
Nouilles	0.32	Fèverolles	1.90
Tomates	0.33	Haricots blancs	2. »
Champignon de couche	0.39	Lentilles	2. »
Céleri (bulbes)	0.39	Farine de seigle	2.08
Fraises	0.45	Seigle	2.10
Chicorée	0.49	Orge	2.20
Oseille	0.50	Haricots flageolets	2.70
Salade verte	0.50	Biscuit de froment	3.18
Petits pois frais	0.50	Sarrasin	3.18
Choucroute	0.50	Millet	3.50
Riz	0.50	Pain d'épices	3.57
Truffes	0.56	Noix fraîche	3.62
Morilles	0.56	Farine de maïs	3.80
Bananes	0.63	Avoine	3.99
Cèpes	0.65	Petits gâteaux	4.60
Céleri (feuilles)	0.79	Maïs	4.83
Farine de lentilles	0.84	Figues sèches	5.06
Châtaigne	0.87	Farine d'avoine	5.91
Pruneaux	0.90	Semoule	7.65
Chou-fleur	0.90	Millet	8.80
Pain blanc	1. »	Pin pignon	40.50
Pain de seigle	1. »	Amande	53.70
Chou d'hiver	1. »	Noisette	66.47

Richesse progressive en **hydrate de carbone**
°/₀ *de certains aliments tirés du règne végétal.*

Cèpes	0.58	Pruneaux	45.
Morilles	0.72	Figues sèches	45.28
Chou-fleur	2.	Pain de seigle	48.
Salade verte	2.	Féverole	48.30
Epinards	2.20	Haricots flageolets	48.90
Asperges	2.50	Pois	53.
Laitue	2.50	Farine de haricots	53.13
Reine-Claude	3.46	Farine de pois	54.90
Oseille	3.50	Pain blanc	55.
Radis	3.79	Mie	57.30
Framboise	3.95	Fèves de marais	57.50
Mirabelle	3.97	Semoule	60.53
Tomate	4.02	Farine de lentilles	60.77
Mûres (Rubus)	4.44	Avoine	61.83
Pêche	4.48	Raisin sec	62.
Choucroute	4.50	Biscuit de seigle	62.39
Myrtille	5.02	Macaroni	64.70
Groseille	6.38	Farine d'avoine	64.73
Fraises	7.	Poire séchée	64.90
Haricots verts	7.	Orge	65.
Amandes sèches	7.20	Millet	65.95
Poires	8.26	Blé	66.36
Mûres (mûrier)	9.19	Croûte	66.40
Céleri (feuilles)	9.33	Seigle farine	66.83
Carottes	10.	Maïs	67.93
Betterave	11.30	Seigle	69.66
Chou d'hiver	11.50	Sarrasin	69.94
Céleri (bulbes)	11.80	Farine de maïs	70.68
Melon	11.98	» d'orge	71.74
Pomme	13.	» de millet	71.78
Navets	13.50	» de blé	72.23
Cerises	15.	» de sarrasin	72.46
Raisin	15.	Petits gâteaux	73.
Prunes	15.80	Biscuits anglais	75.
Bananes	19.65	Riz	76.
Pommes de terre	20.05	Vermicelle	76.40
Chicorée	21.06	Nouilles	76.49
Pain de son	21.50	Fécule de pommes de terre	80.83
Pain d'épices	33.03	Biscuit de froment	81.08
Châtaignes	35.60	Farine d'arrow-root	82.41
Pain de gruau	41.	Farine de tapioca	85.95

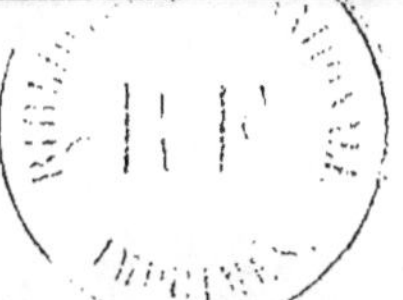

Richesse progressive en **cellulose**
$°/_0$ *d'aliments tirés du règne végétal.*

Biscuit de froment	0.25	Noisette	3.28
Farine d'orge	0.47	Reine-Claude	3.39
Pain d'épices,	0.66	Lentilles	3.50
Laitue	0.73	Fève de marais	3.50
Radis	0.75	Fraises	3.50
Betterave	0.80	Raisin	3.60
Tomate	0.84	Champignon de couche.	3.65
Farine de sarrasin	0.89	Pomme	4.10
Mûres (mûrier)	0.91	Poire	4.30
Chicorée	0.97	Sarrasin	4.78
Farine de froment	0.98	Semoule	4.87
Melon	0.99	Seigle	4.96
Salade verte	1. »	Mirabelle	4.99
Asperges	1. »	Cacao	5. »
Oseille	1. »	Pois	5. »
Haricots verts	1. »	Mûres (ronces)	5.21
Pommes de terre	1. »	Maïs	5.25
Carottes	1. »	Abricot	5.27
Choucroute	1. »	Orge	5.30
Riz	1. »	Prunes	5.41
Pin-pignon	1.20	Framboises	5.90
Céleri (bulbes)	1.40	Amandes	6. »
Céleri (feuilles)	1.41	Groseilles	6.70
Épinards	1.50	Cerises	6.70
Farine de seigle	1.59	Raisin sec	6.80
Pain de seigle	1.80	Millet	7.29
Chou d'hiver	2. »	Biscuit de seigle	10.50
Farine d'avoine	2.39	Avoine	11.64
Cèpes	2.44	Myrtille	12.29
Pain de gluten	2.70	Truffes	16.58
Pain de gruau	2.70	Thé de Chine (Hyson)	17.08
Haricots flageolets	2.90	Thé de Chine (Congo)	28.32
Morilles	2.96	Pain de son	24. »
Féveroles	3.23	Café	34. »
Blé	3. »		

Richesse progressive en **sels minéraux**
% *de certains aliments tirés du règne végétal*

Aliment	%	Aliment	%
Farine de tapioca	0.12	Laitue	1.03
Farine d'arrow-root	0.21	Farine de sarrasin	1.21
Poires	0.31	Croûte	1:24
Reine-Claude	0.39	Maïs	1.28
Champignons	0.46	Vermicelle	1.30
Mûres (Rubus)	0.48	Morilles	1.36
Nouilles	0.49	Farine de seigle	1.44
Framboises	0.49	Seigle	1.46
Cerises	0.50	Petits gâteaux	1.50
Asperges	0.50	Chou d'hiver	1.50
Fraises	0.50	Navet	1.50
Groseilles	0.50	Pain d'épices	1.51
Raisin	0.50	Châtaignes	1.52
Farine d'orge	0.59	Pain blanc	1.70
Pain de gluten	0.60	Noisette	1.83
Tomates	0.63	Blé	1.99
Mirabelles	0.64	Pain de gruau	2. »
Mûres (Mûrier)	0.66	Pruneaux	2. »
Pêche	0.69	Poire sèche	2. »
Chou-fleur	0.70	Pomme sèche	2. »
Prunes	0.71	Truffes	2.07
Radis	0.74	Sarrasin	2.12
Bananes	0.79	Farine d'avoine	2.21
Biscuits anglais	0.80	Millet	2.35
Macaroni	0.80	Farine de lentille	2.42
Abricots	0.82	Fève de marais	2.50
Cèpes	0.83	Avoine	2.59
Céleri (bulbes)	0.84	Orge	2.70
Mie de pain	0.84	Figue	2.96
Farine de maïs	0.86	Féveroles	3. »
Melon	0.91	Farine de pois	3.20
Fécule de pomme de terre	0.96	Farine de haricots	3.28
Riz	1. »	Haricots blancs	3.30
Raisin sec	1. »	Lentilles	3.50
Pomme de terre	1. »	Fèves de marais	3.50
Biscuit de froment	1. »	Pain de son	4.70
Salade verte	1. »	Sarrasin	4.78
Epinards	1. »	Seigle	4.96
Petits pois frais	1. »	Maïs	5.25
Carottes	1. »	Millet	7.29
Choucroute	1. »	Semoule	11.47
Myrtille	1.02	Orge	5.30

Richesse progressive en **potasse**
°/₀ de cendres de certains aliments tirés du règne végétal.

Cochléaria	0.05	Lentilles	34.76
Sarrasin	8.74	Pommes	35.60
Seigle	11.43	Pois	36.31
Orge	13.30	Groseilles	39. »
Chou de Bruxelles	14.05	Châtaignes	39.20
Riz	14.70	Thé	39.22
Carottes	17.029	Navets	42.71
Chou d'hiver	18.03	Oignons	43. »
Asperges	18.766	Concombres	47.42
Haricots	20.71	Rave commune	47.888
Blé	22.10	Chou blanc	48.32
Salade	22.37	Fèves de marais	48.667
Fraises	23.41	Champignons	50.71
Chou fleur	23.463	Cerises	51.82
Radis	24.739	Truffes	54.21
Blé (farine)	27.04	Prunes	54.79
Lentilles (farine)	27.84	Poires	54.96
Fèves	32.71	Pomme de terre	62.118
Céleri	33.14	Café	62.47
Citrons	33.89	Raisin	66.33

Richesse progressive en **soude**
°/₀ de cendres de certains aliments tirés du règne végétal

Raisin	0.32	Poires	8.68
Froment	0.45	Prunes	8.75
Thé	0.65	Lentilles (farine)	8.76
Avoine	0.77	Groseille à maquereau	9.40
Chou d'hiver	0.95	Seigle	11.89
Cerises	1.21	Citron	12.87
Riz	1.47	Lentilles	13.50
Truffes	1.61	Salade verte	18.50
Café	1.64	Châtaignes	19.10
Champignons de couche	1.76	Haricots	21.07
Asperges	3.225	Radis	24.451
Orge	6.53	Pommes	26.02
Chou-fleur	6.651	Carottes	29.855
Cochléaria	8.35	Fraises	30. »

Richesse progressive en **chaux**

$^o/_o$ *de cendres de certains aliments tirés du règne végétal.*

Champignon	0.75	Poires	8.12
Maïs	0.76	Citrons	8.67
Froment	1.97	Carottes	9.22
Orge	2.14	Cochléaria	10.28
Pomme de terre	3.30	Pois	10.39
Avoine	3.70	Salade verte	10.43
Thé	4.24	Navets	12.07
Riz	4.41	Groseilles	12.20
Fèves	4.72	Chou blanc	12.64
Prunes	4.79	Céleri	13.056
Truffes	4.95	Rave commune	14.679
Lentilles (farine)	5.07	Fraises	15.80
Haricots	5.38	Radis	17.608
Farine de blé	6. »	Betterave	20.244
Café	6.29	Chou de Bruxelles	22.32
Concombres	6.31	Chou-fleur	23.333
Lentilles	6.34	Fèves de marais	23.337
Sarrasin	6.66	Oignons	23.765
Seigle	7.05	Asperges	28.080
Cerises	7.44	Chou d'hiver	45.50
Châtaignes	7.77		

Richesse progressive en **magnésie**

$^o/_o$ *de cendres de certains aliments tirés du règne végétal.*

Champignon	0.53	Fèves de marais	2.553
Cochléaria	0.65	Pomme de terre	3.508
Raisin	0.72	Chou blanc	3.74
Maïs	0.84	Oignons	4.014
Asperges	1.069	Concombres	4.26
Cerises	1.32	Chou d'hiver	4.35
Navets	1.51	Prunes	4.58
Radis	1.728	Truffes	4.95
Lentilles (farine)	1.90	Poires	5.32
Rave commune	2.357	Groseille à maquereau	5.63
Lentilles	2.47	Salade verte	5.68

Fraises	6.13	Pommes	8.76
Thé	6.47	Carottes	9.22
Froment	6.60	Café	9.69
Haricots	7.35	Farine de blé	9.80
Avoine	7.70	Sarrasin	10.38
Châtaignes	7.77	Seigle	10.57
Orge	8.32	Chou de Bruxelles	12.42
Citron	8.67		

Richesse progressive en **oxyde de fer**
$^o/_o$ *de cendres de certains aliments tirés du règne végétal.*

Céleri	traces	Champignons de couche	1.16
Pomme de terre	id	Avoine	1.30
Betterave	id	Pommes	1.30
Rave commune	id	Farine de blé	1.30
Radis	0.077	Froment	1.35
Citron	0.24	Navets	1.40
Chou d'hiver	0.42	Riz	1.47
Haricot	0.34	Poires	1.88
Truffes	0.51	Seigle	1.90
Fèves	0.66	Lentilles	2. »
Café	0.65	Chou de Bruxelles	2.35
Raisin	0.72	Prunes	2.50
Chataigne	0.98	Salade verte	2.82
Orge	1.03	Thé	4.38
Sarrasin	1.05	Groseille	4.62
Asperges	1.069	Fraises	6.60
Concombres	1.09		

Richesse progressive en **acide**
$^o/_o$ *de cendres de certains aliments tirés du règne végétal.*

Cochléaria	5.43	Radis	11.916
Betterave	7.101	Asperges	11.814
Châtaigne	8.10	Pommes	13. »
Salade verte	9.39	Café	13.29
Fèves de marais	9.451	Fraises	13.80
Chou d'hiver	9.81	Navets	14.18

Céleri	14.39	Chou fleur	22.135
Thé	14.55	Maïs	24.70
Avoine	14.90	Farine de lentilles	29.07
Carottes	14.97	Riz	30.80
Poires	15.12	Pois	31. »
Raisin	15.37	Truffes	32.96
Cerises	15.90	Citrons	34.81
Concombres	15.94	Haricots	35.33
Chou blanc	15.99	Lentilles	36.30
Rave commune	16.62	Orge	38.51
Poires	17.70	Fèves	39.11
Oignon	19.66	Farine de blé	43.70
Chou de Bruxelles	19.69	Seigle	51.81
Groseilles à maquereau	19.70	Froment	6'.59
Pomme de terre	20.677		

Richesse progressive en **acide sulfurique**

% *de cendres de certains aliments tirés du règne végétal*

Thé	traces	Pommes	3.95
Orge	0.15	Fèves de marais	4.553
Seigle	0.51	Concombres	4.60
Avoine	1. »	Radis	4.84
Céleri	1.09	Raisin	5.19
Truffes	1.17	Oignons	5.90
Poires	1.40	Pommes de terre	7.942
Sarrasin	2.16	Carottes	8.239
Oignons	2.28	Chou blanc	8.30
Fraises	2.60	Betteraves	8.322
Groseilles	2.61	Cerises	9.12
Rave commune	2.619	Navets	9.16
Prunes	3.12	Asperges	9.224
Citron	3.30	Chou-fleur	14.158
Café	3.80	Chou d'hiver	14.162
Châtaigne	3.82	Lentilles (farine)	15.83
Salade verte	3.85		

Richesse progressive en **silice**

$^o/_o$ *de cendres de certains aliments tirés du règne végétal*

Oignons.............	0.28	Pois.................	1.54
Citron..............	0.35	Chou-fleur..........	1.581
Radis	0.35	Céleri...............,	1.84
Chou blanc..........	0.40	Raisin..............	1.99
Fèves	0.47	Cochléaria..........	2.76
Café................	0.54	Fèves de marais......	2.791
Sarrasin............	0.69	Thé.................	4.35
Seigle..............	0.69	Chou d'hiver.........	4.65
Maïs................	0.76	Chou de Bruxelles....	5.42
Navet........	0.98	Concombre...........	7.12
Asperge........: ...	1.007	Farine de blé........	7.40
Riz.................	1.300	Salade verte........	11.86
Farine de lentilles...	1.07	Orge	26.75
Truffes.............	1.14	Avoine..............	53.50
Champignons........	1.42	Champignon	54.29
Haricots............	1.48		

SIROPS

Les sirops sont des liquides qu'on obtient par dissolution du sucre au moyen de divers véhicules : eau, sucs de fruits, émulsions, infusions, etc., etc.

Rapport entre le poids du sucre et le poids du dissolvant.

	SIROPS aqueux	SIROPS de fruits	SIROPS alcooliques
Dissolvants......................	530	500	500
Sucre............................	1000	875	800

*Analyses de quelques sirops de fruits considérés comme purs
d'après MM. Kranck et von der Becke (1)*

	FRAMBOISE	GROSEILLE	FRAISE	CERISE
Densité......................	1.297	1.251	1.258	1.247
Eau 0/0	39. »	46.350	40.370	46.180
Glycose......................	20.500	24.850	20.570	25.260
Saccharose...................	39.950	27.580	38.620	37.440
Dextrines, précipitées par l'alcool......	0.169	0.901	0.284	0.943
Cendres......................	0.383	0.329	0.160	0.174
Potasse......................	0.164	0.149	0.069	0.065
Acide phosphorique...........	0.016	0.020	0.009	0.023
Acide sulfurique..............	0.049	0.069	0.033	0.012

EAUX

L'eau, comme nous l'avons vu, est un aliment. Les qualités indispensables à toute eau potable sont les suivantes :

Une eau peut être considérée comme bonne et potable
quand elle est fraîche, limpide, sans odeur; quand sa saveur
est très faible, qu'elle n'est surtout ni désagréable, ni fade,
ni salée, ni douceâtre ; quand elle contient peu de matières
étrangères, quand elle renferme suffisamment d'air en dissolution; quand elle dissout le savon sans former de grumeaux
et quand elle cuit bien les légumes (2).

Les eaux de source sont préférables à toutes les autres :

La somme des éléments minéralisateurs doit varier entre
0.05 à 0.50 par litre dont la moitié est formée de carbonate
de chaux, le reste étant représenté qualitativement par les
sels que l'on rencontre habituellement dans les tissus.

(1) Laboratoire municipal, p. 614.
(2) *Annuaire des eaux de France.*

COMPOSITION MOYENNE DES EAUX POTABLES °/₀ (1)

Carbonate et bi-carbonate de chaux............... 0.050 à 0.300
Chlorures alcalins................................ 0.005 à 0.015
Sulfates calcaires et terreux..................... 0.003 à 0.028
Silice et silicates............................... 0.015 à 0.050
Fer, alumine fluor, phosphates, nitrates........... traces
Acide carbonique, azote, oxygène................. 20 à 55 cc

Tableau donnant le degré hydrotimétrique total des eaux
de sources et de rivières

Eau distillée.........	0°,0	Eau de la Saône......		15°,0
— de source........	2 ,5	— de l'Yonne........		15 ,0
— de pluie..........	3 ,5	— de la Seine (Ivry)..		15 ,0
— de l'Allier........	3 ,5	— de la Seine (Chail-		
— de la Dordogne...	4 ,5	lot).............		17 ,0
— de la Loire.......	5 ,5	— de la Marne. 19 à		23 ,0
— du puits de Gre-		— de l'Oise..........		21 ,0
nelle...........	9 ,0	— de l'Escaut.......		24 ,5
— de la Soude.......	13 ,5	— du canal de l'Ourcq		30 ,0
— de la Somme-Soude	13 ,5	— d'Arcueil.........		28 ,0
— de la Somme.....	14 ,0	— du Pré-St-Gervais		72 ,0
— du Rhône.........	15 ,0	— de Belleville.....		128 ,0

Au-dessous de 20°, les eaux sont réputées excellentes
pour l'alimentation et tous les usages.

De 20° à 30°, elles sont médiocres, mais peuvent encore
être consommées et servir aux usages domestiques.

De 30° à 60° et au-dessus, on les considère comme dangereuses.

EAUX MINÉRALES

L'eau est le meilleur véhicule des microorganismes pathogènes.

A l'exception de quelques eaux de sources qui sortent de

(1) Gautier, *Encyclopédie d'hygiène et de méd. publ.*, 3ᵉ fascicule.

roches vives, presque toutes les eaux, même les meilleures,
contiennent un grand nombre de microorganismes non
pathogènes, mais quand on s'adresse à des eaux recueillies
très loin de leur point d'émergence ou des eaux de rivière
près des grandes villes, la présence de microorganismes
pathogènes est la régle. Aussi certaines eaux minérales ont
pris depuis quelques années une place importante dans la
consommation dans les grands centres. La liste en serait
longue. Ces eaux sont agréables à boire, très pauvres en
matières organiques, le plus souvent gazeuses à des degrés
divers, assez chargées en sels de chaux, principalement en carbonate. Elles rendent de grands services ; par contre leur
emploi journalier et excessif n'est pas sans quelques inconvénients dans quelques diathèses.

EAU DE SELTZ

Les eaux gazeuses artificielles connues sous le nom d'Eau
de Seltz sont trop riches en gaz acide carbonique; préparées
avec des eaux quelconques elles en ont tous les inconvénients;
leur emploi habituel fatigue le plus souvent l'estomac ; elles
sont souvent dangereuses ; la plupart du temps, elles contiennent du plomb à l'état d'hydrocarbonate provenant de
l'armature du siphon (1).

EAU FRAPPÉE, GLACE

L'eau frappée, la glace sont journellement employées.
La glace, qu'elle soit naturelle ou artificielle, renferme les
impuretés des eaux qui l'ont produite ; elle n'est pas
dépourvue de microorganismes (2) et certains qui sont pathogènes ne sont pas atteints dans leur vitalité (3).

(1) *Le cuivre et le plomb dans l'alimentation et l'industrie.* A. Gautier.
Paris, 1881.
(2) A. Riche. *Conseil d'hygiène de la Seine,* décembre 1889.
(3) Prudden. *Medical Record,* 1887, 2 mars, 2 avril.
Frankel *Koch und Flug Zeïtschrift f. Hyg.,* 1886.
Auton et Rieder. *Centralblat für Bakt,* v. iv. N° 22. Chantemesse et Widal.
Paris 1887.

VINS, CIDRES, BIÈRES, ALCOOLS, LIQUEURS.

VINS

Le vin est un produit extrêmement complexe. Le principe dominant et constant est l'alcool éthylique qu'accompagnent des alcools à formule plus élevée, dits pour cette raison alcools *supérieurs*, d'autres genres d'alcools tels que la glycérine, la mannite, des sucres, glycose, lévulose, des gommes, des matières pectiques, des aldéhydes, des acides nombreux organiques et minéraux, des huiles essentielles, des éthers, des matières colorantes, des substances albuminoïdes, des bases organiques, des sels minéraux (1).

La richesse moyenne des vins en alcool est de 7 à 13 0/0.

A côté de ces vins d'une consommation courante, il existe des vins dits *de liqueur* beaucoup plus riches en alcool dont la teneur peut aller jusqu'à 20 0/0.

Composition moyenne des vins ⁰/₀ (2).

ORIGINE DES VINS MOYENNES	ALCOOL EN DEGRÉS CENTIG.	EXTRAIT A 100	TARTRE	GLYCÉRINE	ACIDE EXPRIMÉ en ACIDE SULFURIQUE	MATIÈRES réduisant la liqueur de Fehling exprimées en glycose	CENDRES	SULFATE de POTASSE
Vins de Bourgog. ord.	108	20.5	2.6	4.5 à 7	4.7	1.3	2.1	»
Vins rouges de Mâcon	101	19.3	2.2	»	5.5	0.7	1.9	»
Bordeaux ord.......	98	22.5	1.9	5 à 7.5	4.1	1.1	2.2	»
Narbonne plâtré....	117	21.8	»	»	4.5	1.3	4.5	2 à 2.5
Vins blancs français.	7.0 à 110	13 à 18	1.8 à 2.4	»	5.5 à 7	»	1.7	»
Vins rouges d'Algérie	122	22.3	0.75	»	6 4	1.04	3.1	»
Vins de coupages...	95	19.1	1.9	»	»	1.8	3.1	1 à 2
Vins d'Italie...... ..	137.2	33.7	»	»	»	»	3.92	»
Vins d'Espagne.....	138	23.5	1.8	»	»	1.9	4.3	2.5

(1) A. Riche. *Encyclopédie d'hyg. et de méd. publ.*, p. 492, t. II, 4ᵉ fasc. Paris, 1890.

(2) A. Riche. *Encycl.*, p. 504.

Composition moyenne °/₀ de certains vins et liqueurs

	SUCRE	EXTRAIT	CENDRES	ALCOOL	ACIDE TARTRIQUE
Malaga...................	12.71	16.92	0.40	14.43	»
Madère..................	3. »	5.34	0.38	19.36	0.48
Marsala.................	2.75	4 04	0.31	20.40	0.39
Porto...................	2.79	4.30	0.29	20.10	0.44
Tokay	»	8.13	»	16.67	0.48
Champagne.............	»	10.44	»	11.95	»

CIDRE

Après le vin, le cidre est une des plus salubres et des plus agréables boissons fermentées.

Ce n'est qu'au xviiiᵉ et même au xixᵉ sièle que l'usage et la fabrication du cidre devinrent généraux en Normandie, la bière et l'eau surtout étant la boisson la plus répandue dans ces contrées.

La quantité d'alcool est moindre généralement que dans le vin (1). Comme lui c'est un produit complexe renfermant des sucres, des gommes, des matières pectiques, des acides nombreux minéraux et organiques, des huiles grasses et volatiles, des éthers, des matières colorantes, des sels minéraux, des bases organiques.

A la condition qu'il soit bien préparé, ce qui est rare, le cidre est une boisson dont la valeur se rapproche de celle de la bière.

(1) Environ 4 à 6 °/₀ d'alcool ; le sucre des pommes et des poires est un mélange de saccharose et de sucre interverti en proportions variables de 8 à 12 et 15 °/₀ (Truelle).

Composition des moûts de cidre $^o/_{oo}$.

ÉLÉMENTS	VERTES	MURES	BLETTES
Pommes (Girardin).			
Eau	855	833	635.5
Sucre	49	110	79.5
Tissu végétal	50	30	20.6
Gomme	40.1	21	20. »
Mucilage	»	»	»
Albumine végétale. Acides malique, pectique, tannique, gallique, chaux, acétates, alcalins, matières grasses, chlorophylle	4.90	5. »	6.

ÉLÉMENTS	VERTES	MURES	BLETTES
Poires (Grignon).			
Eau	862.8	833.8	627.3
Matière sucrée	64.5	115.2	87.7
Tissu végétal	38. »	21.9	18.5
Gomme	31.7	20.7	26.2
Albumine	0.8	2.1	2.3
Acides malique, pectique, tannique, tartrique, gallique, chaux, acétates alcalins, huiles grasses et volatiles, chlorophylle, matières azotées non solubles	2.2	7.3	8.5

Composition d'un moût de pomme %₀₀. *Moyenne* (Girardin)

Eau	800. »
Sucre alcoolisable.............................	173. »
Acide tannique..................................	5. »
Pectine soluble. — Gomme.....................	12. »
Acides libres (malique, tartrique, etc.) rapportés au type de l'acide sulfurique monohydraté........	1.07
Matières salines (chaux — malate de potasse et de chaux — phosphate de chaux)................. ..	1.75
Acide pectique — matières colorantes — huile grasse et volatile — matières non solubles en suspension.	2.18
Albumine et ferment............................	5. »

Cidre. — *Composition moyenne* %₀

Sucre.......	3.27	Cendres.....	0.26	Acide malique	0.34
Extrait	4.75	Alcool.......	5. »		

BIÈRE

La bière est une boisson fermentée et par suite alcoolique, préparée avec une infusion ou une décoction d'orge germée, aromatisée par du houblon (1).

Dans certains pays on remplace l'orge par l'avoine (*Louvain*). Dans l'Inde, on se sert du riz. Dans quelques parties des Etats-Unis on emploie le maïs (2).

Le houblon fournit l'arome, la matière amère et le tannin.

L'amidon de l'orge est changée en dextrines, en maltose et en glycose sous l'action de la diastase en présence de l'eau.

(1) L. Marx. *Le laboratoire du Brasseur*, 1888.
(2) A. Riche. *l. c.*, p. 575.

$$\underbrace{C^{18}\ H^{30}\ O^{15}}_{\text{amidon}} + H^2\ O = \underbrace{C^{12}\ H^{20}\ O^{10}}_{\text{dextrine}} + \underbrace{C^6\ H^{12}\ O^6}_{\text{glycose}}$$

$$\underbrace{C^{18}\ H^{30}\ O^{15}}_{\text{amidon}} + 2\ H^2\ O = \underbrace{C^{12}\ H^{23}\ O^{13}}_{\text{maltose}} + \underbrace{C^6\ H^{12}\ O^6}_{\text{glycose}}$$

Le maltose lui-même est changé en glycose par l'action de l'eau chaude en présence de la diastase ou d'un acide étendu.

$$\underbrace{C^{12}\ H^{23}\ O^{13}}_{\text{maltose}} + H^2\ O = \underbrace{2\ C^6\ H^{12}\ O^6}_{\text{glycose}}$$

Sous l'influence d'un ferment (levure de bière), le glycose enfin se dédouble en alcool et acide carbonique :

$$\underbrace{C^6\ H^{12}\ O^6}_{\text{glycose}} = \underbrace{2\ C^2\ H^6\ O}_{\text{alcool}} + \underbrace{2\ CO^2}_{\text{acide carbonique}}$$

L'alcool, l'acide carbonique, l'extrait constituent les trois parties essentielles de la bière.

La bière est beaucoup moins alcoolique que le vin.

On distingue la bière en bière forte de 5 à 6 % d'alcool et en bière faible de 3 à 5 %.

La proportion d'acide carbonique a pour minimum 0.20 %.

L'extrait est formé par le maltose, le glycose, l'amidon soluble, la dextrine, les matières albuminoïdes, des acides, de la glycérine et des substances minérales, contenant surtout des alcalis, de la chaux, un peu de fer et de l'acide phosphorique.

La bière est plus nutritive que le vin parce qu'elle renferme davantage de matières extractives et que ses sels contiennent toujours des phosphates et des composés alcalins en quantités notables.

La bière est recommandée aux nourrices de préférence au vin.

*Moyenne des quantités d'alcool, d'extrait, de cendres contenus
dans les différentes bières d'exportation et de conserve*

(Documents du laboratoire municipal de Paris)

	DÉSIGNATION	ALCOOL			EXTRAIT			CENDRES		
		minimum	maximum	moyenne	minimum	maximum	moyenne	minimum	maximum	moyenne
Bières françaises	Strasbourg.....	4. »	5.8	4.7	4. »	5.6	4.65	0.30	0.35	0.32
	Lille	4. »	4.2	4.1	4. »	5.8	4.65	»	0.35	»
	Paris	3.5	3.5	3.5	4. »	8.»	6. »	»	»	»
	Nancy-Tourtel.. Tantonville Vittel.... Vezelise-Toul..	5. »	6. »	5.6	7. »	7.6	5.7	0.19	0.35	0.29
	Lyon..........	5.5	»	»	5. »	»	»	»	»	»
Bières allemandes	Saxe..........	2.08	6.9	3.7	4.4	7.4	5.8	0.18	0 45	0.25
	Bavière........	3. »	8.3	4.5	3.9	11.3	7.2	0.13	0 47	0.29
	Hanovre Holstein.... Poméranie	3.93	4.81	4.2	5.07	6.7	5.9	0.25	0.26	0.25

	DÉSIGNATION	ALCOOL			EXTRAIT			CENDRES		
		minimum	maximum	moyenne	minimum	maximum	moyenne	minimum	maximum	moyenne
Bières autrichiennes	Vienne-Moravie	3. »	4.5	3.5	5.»	8.»	6.1	0.18	0.28	0.20
	Bohême........	3.29	4.59	3.6	4.1	5.9	4.7	0.17	0.28	0.20
Bières anglaises	Ale......... ..	5. »	8.5	6.2	4.8	14.»	6.6	»	»	»
	Porter	4. »	6.9	6.4	5.9	7.4	6.5	»	»	»
Bières belges	Faro..........	2.5	4.9	4.15	2.9	5.1	4.2	0.29	»	»
	Bières blanches	2.2	4.4	»	3.»	5.»	4.»	»	»	»

ALCOOLS

Les alcools, les eaux-de-vie, les liqueurs de toute sorte ont, comme les boissons, pour base les alcools de fermentation.

Ils en diffèrent en ce qu'ils ont subi ensuite une distillation et qu'ils sont aromatisés d'une manière variable naturellement ou artificiellement, sucrés ou non.

Les alcools se préparent toujours par le dédoublement d'un sucre sous l'influence d'une levure.

Autrefois l'alcool était presque exclusivement extrait du vin. Les choses ont bien changé depuis. L'alcool de vin est l'exception.

On utilise, suivant les cours des marchés, le seigle, l'avoine, le maïs, l'orge, le riz, le millet, le sorgho. On emploie pour la saccharification le malt ou l'acide sulfurique.

On s'adresse aussi aux mélasses de cannes, de betteraves.

Aujourd'hui le rhum n'est autre que du tafia, c'est-à-dire de l'alcool provenant de la fermentation de la mélasse de canne.

Autrefois le rhum était le résultat direct de la fermentation du jus de canne (vesou).

Ce dernier alcool et l'alcool de vin sont recherchés pour leur bouquet, ce qui ne veut pas dire que la suavité du parfum correspond à la pureté. Ces parfums sont des impuretés (1), et ils sont plus ou moins toxiques, de telle sorte que de l'eau-de-vie neutre de betteraves ou de grains est certainement moins dangereuse que l'eau-de-vie la plus chère (A. Riche).

Les eaux-de-vie de *marc* sont très impures, renferment une proportion si forte d'aldéhyde, d'alcool amylique et des éthers gras en quantité telle que ces eaux-de-vie se troublent par addition d'eau.

Les eaux-de-vie de *cidre* et de *poiré* renferment de l'aldéhyde, des alcools propylique, butylique, amylique, et sont d'une extrême impureté.

(1) A. Riche, *l. c.*, p. 605.

L'eau-de-vie de *grains*, le *wiskey*, le *gin*, sont chargés de furfurol ainsi que le *squidam* de Hollande qui est aromatisé au genièvre.

Les *flegmes de mélasse et de betteraves* contiennent une forte proportion d'aldéhydes, d'alcools supérieurs et notamment d'alcools isobutylique et amylique.

Les *flegmes de grain* contiennent une petite quantité d'aldéhyde, d'alcools supérieurs et de furfurol. Ceux de *riz* sont presque purs.

Les liqueurs ne sont autre chose que des mélanges de sirop de sucre ou de glycose, d'alcool et de certaines essences ou substances aromatiques destinées à leur communiquer une saveur particulière.

	EAU	SUCRE	CENDRES	ALCOOL.
Cognac......................	»	0.65	0.01	69.50
Rhum........................	»	1.26	0.06	51.40
Absinthe	»	0.77	»	58.90
Bénédictine	32.57	36. »	0.04	52. »
Crème de menthe.............	27.63	28.80	0.07	48. »
Anisette	34.64	34.82	0.04	42. »
Curaçao	28.50	28.60	0.04	55. »

TOXICITÉ DES ALCOOLS

Nombreuses sont les expériences sur la toxicité des divers alcools, des différentes liqueurs alcooliques et des divers principes qu'on y rencontre, depuis celles de Pelletan (1825) (1), jusqu'à nos jours. Mais on doit à M. Laborde (2), un travail qui résume la question.

Au point de vue de la toxicité il faut ranger, d'après les expériences de M. Laborde :

1° Les huiles de vin ou bouquets de vin : le furfurol, l'al-

(1) Pelletan. *Journal de Chimie méd.*, I, 81 et 245.
(2) Laborde. *Bulletin Ac. Méd.*, oct. 1888, p. 470 et 517.

déhyde salicylique, le salicylate de méthyle qu'on fait entrer comme arôme dans les liqueurs dites apéritives, telles que vermouth et bitter, la liqueur d'absinthe, l'aldéhyde benzoïque et le benzonitrile qui forment la partie principale de l'essence avec laquelle on aromatise la liqueur dite de noyau, puis viennent :

2° L'aldéhyde cinnamique, le cinnamate d'éthyle comme essences, bouquets pour diverses liqueurs :

Le wiskey (Irlande) ;
Le gin (Londres) ;
Le genièvre (Hollande) ;
Le sherry-brandy ;
Le duch-bitter ;
L'essence de kirch.

3° Les essences ou bouquets de rhum, de cassis, de cognac-brandy, de curaçao, de kummel, de marasquin, de bénédictine, d'anisette, de grenadine.

MM. Magnan et Marcé (1), MM. Cadéac, A. Meunier (2) et Laborde, ont également montré le rôle important qu'à côté de l'alcool jouent les diverses essences qui entrent dans la composition de l'absinthe.

Sur la température à laquelle doivent être prises les boissons (3)

Eau	12 à 15° c.
Bière	14 à 16° c.
Vin rouge	17 à 19° c.
Vin blanc	16
Vin blanc alcoolique	10
Champagne	8 à 10° c.
Café et thé	23 à 26° c.
Café et thé pour désaltérer	10 à 18° c.
Bouillon	37 à 52° c.
Lait	34 à 35° c.

(1) Magnan et Marcé. *Union méd.*, 1864, p. 258.
(2) Cadéac et Meunier. *Ac. méd.*, 10 septembre 1889.
(3) *Zeitsch, f. Nahrungs Mittel Untersuch. in Hygien*, 1890.

Digestibilité des Aliments

SUBSTANCE	PRÉPARATION	DURÉE DE LA DIGESTION		
		W. Beaumont	H. Croce	Rosenheim
Riz	bouilli	1 h. »	» h. »	1 h. »
Pieds de cochon	»	1 »	» »	
Tripes	»	1 »		
Truite saumonnée	frite	1 30		
Soupe à l'orge	bouillie	1 30		
Œufs	fouettés	1 30		
Venaison	grillée	1 35		
Sagou	bouili	1 45		
Cervelle	»	1 45		
Tapioca	»	2 »		
Orge	»	2 »		
Foie de bœuf frais	grillé	2 »		
Pommes blettes	crues	2 »	1 55	
Cerises	cuites	» »	2 »	
Choucroute	crue	2 »		
Morue salée	bouillie	2 »		
Lait frais	bouilli	2 »		
Lait frais	cru	2 15		
Œufs	rôtis	2 15		
Dinde sauvage	rôtie	2 18	2 20	
Chou-fleur	bouilli	» »	2 20	
Dinde de basse-cour	»	2 30		
Gélatine	»	2 30		
Oie	rôtie	2 30		
Cochon de lait	»	2 30		
Agneau frais	grillé	2 30		
Gâteau de Savoie	»	0 30		
Fèves	bouillies	2 30		2 30
Pommes de terre	bouillies	2 30	2 05	
Id.	rôties	2 30		2 30
Id.	purée	» »	2 30	
Hachis (viande et légu-mes)	réchauffé	2 30		
Pain de seigle	cuit au four	» »	2 30	
Têtes de choux	crues	2 30		

SUBSTANCE	PRÉPARATION	DURÉE DE LA DIGESTION		
		W. Beaumont	H. Croce	Rosenheim
Moules	bouillies	2 h. 40		
Raifort	»	2 »	2 40	
Dinde (basse-cour)	»	2 44		
Poulet	fricassée	2 45		
Crème	cuite au four	2 45		
Pommes dures	crues	2 50	2 50	
Biscuits	»	» »	» »	3 »
Huîtres	crues	2 55		
Œufs	à la coque	3 »		3 »
Bœuf maigre	rôti	3		
Beefsteak	grillé	3		
Chou	cuit	»	3	5 h.
Bœuf avec moutarde	cru	3		
Bœuf avec moutarde	étuvé	3		
Mouton	bouilli	3		
Soupe aux fèves	»	3		
Poissons	»	»	»	»
Bouillon de poulet	»	3		
Aponévroses	bouillies	3		
Gâteau de blé	cuit au four	3		
Pudding	bouilli	3		
Bœuf avec moutarde	»	3 01		
Pommes douces	crues	3 10		
Carottes	cuites	3 15		
Bœuf	grillé	3 15		
Mouton	rôti	3 15		
Mouton	grillé	3 15		
Huîtres	rôties	3 15		
Porc maigre	grillé	3 15		
Saucisse	»	3 20	3 30	
Epinards	bouillis	»		
Œufs	durs	3 30		
Œufs	frits	3 30		
Limande	frite	3 30		
Huîtres	étuvées	3 30		
Beurre	fondu	3 30		
Bœuf maigre avec sel	bouilli	3 30		

SUBSTANCE	PRÉPARATION	DURÉE DE LA DIGESTION		
		W. Beaumont	H. Croce	Rosenheim
Fromage vieux..........	bouilli	3 h. 30		
Soupe de mouton.......	»	3 30		
Soupe aux huîtres.......	»	3 30		
Pain de blé............	cuit au four	3 h. 30		
Navets.................	bouillis	3 30		
Fèves..................	»	3 54		
Haricots...............	»	»	3 h. 55	2 h. 30
Saumon salé..........	bouilli	4		
Veau frais.............	grillé	4		
Cœur de bœuf.........	frit	4		
Volaille...............	bouillie	4		
Volaille...............	rôtie	4		
Canard domestique......	rôti	4		
Porc..................	»	»	»	4
Lentilles..............	bouillies	»	4	
Soupe (bœuf, légumes, pain)..	»	4		
Bœuf.................	frit	4		
Pois.................	bouillis	»	4	
Bœuf.................	rôti	»	»	4
Pain bis..............	»	4 15		
Soupe au bouillon d'os..	bouillie	4 15		
Bœuf, vieux salé.......	»	4 15		
Porc salé.............	frit	4 15		
Cartilages.............	bouillis	4 30		
Veau.................	frit	4 30		
Canard sauvage........	rôti	4 30		
Graisse de mouton......	fondue	4 30		
Porc salé.............	bouilli	4 30		
Choux................	«	5 15	»	5
Porc entrelardé........	rôti	5 30		
Graisse de bœuf........	bouillie	5 30		
Tendons..............	»	4		

ALIMENTS INORGANIQUES

EAU ET SELS MINÉRAUX

I. — EAU

L'eau est un aliment au même titre que les substances précédentes ; la proportion contenue dans nos tissus en est d'environ, 63 0/0, c'est-à-dire supérieure aux trois cinquièmes du poids total.

L'eau se trouve dans l'organisme sous trois états :

1° Comme véhicule de substances dissoutes ou en suspension. Elle constitue la masse principale des liquides de l'organisme : sang, lymphe, chyle, urine, etc ;

2° Comme eau d'imbibition. Elle pénètre les substances solides de l'organisme et fait ainsi partie intégrante des éléments et des tissus du corps ;

3° Comme eau de combinaison. Elle fait partie de la molécule chimique de certaines substances organiques (1).

Les pertes en eau subies par un adulte dans la période de vingt-quatre heures se répartissent ainsi qu'il suit pour une alimentation moyenne (2):

	REPOS	TRAVAIL
	gr.	gr.
Par l'urine..........................	1212	1155
Par les fèces.........................	110	77
Par la peau et les poumons...............	931	1727
	2253	2959

(1) Beaunis. *Nouv. élém. de Physiol.*, t. I, p. 82.
(2) C. Voit. *Physiol. des allgem. Stoffwechshels und der Ernährung*, in *Hermann's Handbuch d. Physiol.* Leipzig, 1881.

Comme l'eau formée dans l'organisme par la combustion des aliments n'excède guère 300 grammes, comme l'eau de constitution des aliments ne dépasse guère 600 grammes, l'homme, dans les conditions habituelles de la vie devra absorber 1353 c. c. de liquide.

La quantité de l'eau de l'organisme, celle du sang en particulier, présente une certaine constance; quand cette quantité diminue, apparaît une sensation particulière, la *soif*.

Mais l'eau ne fournit pas seulement à l'organisme un élément qui en forme les trois cinquièmes, mais elle lui cède encore une partie au moins des sels qu'elle renferme et qui entrent dans la constitution du squelette osseux et des différentes parties constituantes de l'organisme.

C'est ce que montrent les expériences de Boussingault (1).

L'eau prise en abondance augmente les oxydations sans augmenter parallèlement la désintégration organique (2); l'insuffisance de l'eau ralentit la nutrition, vicie les tissus en laissant s'accumuler les produits excrémentitiels; le sang s'enrichit en produits de dénutrition, et il se produit un équilibre entre les matières excrémentitielles à l'intérieur et à l'extérieur des éléments (3).

L'eau est donc indispensable aux phénomènes qui se passent dans l'organisme.

II. — SELS MINÉRAUX

Les sels minéraux représentent environ 4,7 0/0 du poids total du corps, un homme adulte du poids de 70 kilogrammes contient donc dans ses tissus 3 kilogrammes de matières minérales.

La présence de sels inorganiques dans les aliments est indispensable à l'homme (4).

(1) *C. R. Ac. Sc.*, t. XXIV, p. 486 et t. XXII, p. 356.

(2) A. Robin. *Bulletin et Mémoire de la Soc. méd. des Hôpitaux*, 21 janvier 1886, p. 21. De l'influence des boissons sur la nutrition et dans le traitement de l'obésité.

(3) Bouchard. *Maladies par ralentissement de nutrition*, p. 242, Paris 1882.

(4) Liebig. *Lettres sur la Chimie*, 1851.

J. Forster, *Zeitschrift f. Biol.*, t. IX, p. 297, 1873. Versuche ueber die Bedeuntung des Aschenbestandtheile in der Nahrung.

Dusart. De l'inanition minérale. *Gaz. méd.*, Paris 1874.

1° DES ALIMENTS MINÉRAUX DES ORGANISMES EN VOIE DE DÉVELOPPEMENT

Dans l'organisme en l'état de croissance, on comprend qu'un apport journalier de substances minérales soit nécessaire pour son édification; l'étude des sels minéraux du lait fournit des renseignements précieux sur la nature des sels qui sont nécessaires pendant la première période de développement.

Il y a une concordance remarquable dans la composition des cendres du lait et celles de l'animal nouveau-né, l'organisme maternel ne donnant rien qui ne soit utilisé par le nourrisson.

Seule, la richesse en *fer* des cendres du lait est six fois plus faible que dans les cendres du nouveau-né. Le nourrisson porte en lui à sa naissance la réserve du fer nécessaire à l'élaboration de ses organes.

Lorsque l'enfant quittera l'alimentation lactée, il faudra donc lui fournir des aliments dans lesquels il trouvera les substances inorganiques indispensables.

A part la chaux, les autres composants inorganiques se trouvent dans les aliments en quantité égale ou supérieure à celle du lait. Le seul aliment, dont la valeur en chaux soit équivalente à celle du lait, est le jaune d'œuf.

2° LES ALIMENTS MINÉRAUX DES ORGANISMES ADULTES

Les matières minérales, mises en liberté par l'usure des tissus, sont éliminées par les divers émonctoires.

Voit et Pettenkoffer ont trouvé que pour une alimentation mixte; il s'élimine en vingt-quatre heures :

N. Lunin. Ueber die Bedeuntung der organischen Salze für die Ernährung des Thieres. Diss. Dorprat, 1880.

E. Bunge. *Cours de Chimie biol. et path.*, trad. franç., 1891, p. 97 et suiv.

par les excréments...................·..................   6.20
par les urines...   19.50
                                                          ─────────
                                            25 gr. 70

de substances minérales.

Ce sont ces différents sels que nous allons rapidement passer en revue.

Soufre. — Le soufre se présente dans l'organisme sous divers états :

1° Il entre dans la constitution des matières albuminoïdes et de quelques produits azotés (taurine, cystine).

2° Il est à l'état de combinaison dans les corps suivants : *a*, sulfates ; *b*, acides sulfo-conjugués ; *c*, hydrosulfites ; *d*, soufre inoxydé ; *e*, sulfocyanure de potassium et de sodium, sulfure de fer ; *f*, hydrogène sulfuré (1).

Les matières albuminoïdes contiennent 0.5 à 1.5 $^{\circ}/_{\circ}$ de soufre qui est oxydé et transformé en acide sulfurique dans l'organisme.

80 $^{\circ}/^{\circ}$ du soufre des aliments reparaissent dans les urines.

Il ne paraît pas que le soufre absorbé sous forme de sulfates fasse autre chose que de traverser l'organisme. C'est surtout le soufre fixé par les plantes dans les albuminoïdes qui semble prendre part aux phénomènes de la vie.

Phosphore. — Le phosphore entre dans la constitution de de l'organisme à l'état de combinaisons organiques et minérales.

Combinaisons organiques. — Ce sont les lécithines, la nucléine et l'acide phosphoglycérique.

(1) Baumann. Zur Kenntniss der aromatisch. Subs. des Thierkorpers.
      Zeitsch. f. Phys. Chem., t. VII, 1883.
    Salkowsky. Ueber das Verhalten der Isäthionsaüre in Organismus.
      Pflugers Arch., XXXIX.
    Lépine et Guérin. *C. R. Ac. Sc.*, t. XCVII. Sur la provenance du soufre
      difficilement oxyd. de l'urine.
    Bunge, *l. c.*, 107.

Combinaisons minérales. — Ce sont les sels de soude, de potasse, de chaux et de magnésie.

L'acide phosphorique se rencontre particulièrement dans les globules, les muscles, le cerveau ; uni à la chaux il constitue la majeure partie des os et des dents.

Le système nerveux en renferme environ 12 grammes, les muscles 120 grammes et le squelette 1400 grammes chez un individu.

Chlore. — Le chlore existe sous deux états : 1° à l'état d'acide chlorhydrique (suc gastrique) ; 2° à l'état de chlorure. Les chlorures de sodium et de potassium se rencontrent dans tous les liquides, dans tous les organes ; on ne trouve nulle part le chlore engagé dans une combinaison organique.

Brome-Iode. — Ces corps ne passent qu'accidentellement dans l'organisme.

Potassium. — Le potassium pénètre dans l'organisme sous forme de combinaisons métalliques. Le chlorure de potassium est le plus important. Tandis que la soude domine dans les liquides, la potasse se rencontre principalement dans le tissu musculaire et nerveux, les globules rouges du sang (1). Ce sont principalement les aliments végétaux : céréales, légumineuses, pommes de terre, qui sont riches en potasse.

Pour Bunge, comme on le verra plus loin, la richesse en potasse de l'alimentation végétale est la cause du besoin de chlorure de sodium dans l'alimentation (2).

Fluor. — Le fluor est un élément constant des os, des dents, de la substance cérébrale ; on en rencontre dans le jaune d'œuf, le lait (3).

Silicium. — Il se rencontre dans les cendres des produits épidermiques. Son rôle physiologique est inconnu.

---

(1) Grandeau. Exp. sur l'action des sels de potassium, *Journ. de l'Anat.*, t. Ier.

(2) Bunge. *l. c.*, p. 110.

(3) Baumann. *Zeitsch. f. Physiol. Chem.*, 1885, t. XXIV, 328, et 1888, t. XXI, p. 332.

Sodium. — Le sodium existe dans tous les tissus, dans tous les liquides en combinaison avec les acides organiques et inorganiques.

Chez les carnivores, la quantité de sel contenue dans les éléments suffit pour faire face aux besoins de l'organisme ; chez l'homme et surtout chez les herbivores cette quantité ne suffit plus. L'herbivore absorbe une quantité de potasse au moins 3 et 4 fois plus grande que les carnivores.

De tous les sels de soude, le chlorure a un rôle particulièrement intéressant. Disons tout de suite qu'il ne provient pas en totalité de l'alimentation, que c'est le seul que nous ajoutons à notre alimentation parmi tous les sels inorganiques,

Néanmoins tous les aliments végétaux et animaux contiennent de quantités notables de chlorure de sodium.

Bunge (1) a tout particulièrement étudié cette question.

Voici l'explication de cette particularité (2).

Si un sel de potasse, par exemple le carbonate de potasse en solution aqueuse est amené dans le sang et s'y rencontre avec du chlorure de sodium, une transposition pareille se produira ; il se formera du chlorure de potassium et de carbonate de soude.

Mais le chlorure de sodium est le composant inorganique principal du plasma sanguin.

Si donc les sels de potasse entrent dans le sang par la résorption de la nourriture, une double décomposition identique se produira. Il se formera du chlorure de potassium et le sel de soude de l'acide auquel la potasse était unie.

Au lieu de chlorure de sodium le sang contient un sel de soude ne faisant pas partie de sa composition normale. Un excès d'un composant normal (par exemple le carbonate de soude) se trouve dans le sang; le rein a pour fonction de maintenir la composition du sang dans des limites constantes,

____

(1) Bunge. *Zeitsch. f. Biol.*, t. IX, p. 104. 1873 et t. X, p. 110 et 295. 1874. Ueber die Bedeutung des Kochsalzes und das Verhalten des Kalisalzes in menschlichen Organ.

(2) Barral. Statique chimique des animaux appliquée spécialement à la question de l'emploi agricole du sel. Paris, 1850.

par conséquent tout corps étranger ou tout excès d'un com
posant normal sera éliminé.

C'est pourquoi le sel de soude ainsi formé sera éliminé en
même temps que le chlorure de potassium et le sang aura
perdu une certaine quantité de chlore et de sodium.

Pour remplacer cette perte, l'organisme doit absorber une
quantité de sel complémentaire, c'est ce qui explique le
besoin de sel de cuisine que l'on observe chez les animaux
vivants de substances riches en potasse.

Calcium. — Le rôle de ces sels est de la plus haute importance.

Le tissu osseux contient 36 % de chaux (1). L'homme
depuis sa naissance jusqu'à vingt-deux ans construit son
squelette, soit le poids moyen de 5.500.

Si on ajoute à cela que l'élimination journalière de l'adulte
est en moyenne de 0.271 de Ca O, on voit que la chaux est
un élément indispensable.

Les aliments végétaux, les substances alimentaires d'origine
végétale renferment toujours de la chaux, l'eau également.

Le calcium se trouve dans l'organisme à l'état de fluorure,
de phosphate, de carbonate, de chlorure, d'urate et d'oxalate
de calcium, principalement dans les os et les dents.

Fer (2). — Le fer se rencontre surtout dans le sang, dans

(1) A. Gautier. *Chimie phys.* 21 p. 333.
 Chossat, *C. R. Ac. Sc.*, t. XXXI, p. 356.
 Boussingault. *C. R. Ac. Sc.*, t. XXII, p. 356 et t. XXIV, p. 486.
 Voit. Ueber die Bedeutung des Kalkes für den thier. Org. *Zeitsch. f Biol.*, t. XVI, 1888.
 Baginski. Ueber den Einflus. des Entziehung der Kalk in der Ernäh-
rung. *Arch. Phys.* 1881.
(2) Hamburger *Zeitsch. f. physiol. Chemie*, t. II, p. 191, 1878.
 Lambling. *Revue biolog. du Nord de la France*, t. I, et *Journal de Phys. et Chim.* 1890.
 A. Mayer. De ratione qua ferrum mutetur in corpore. Dissert. Dorpat, 1850.
 L. Glacrecke. Ueber die Ausscheidung und Tertheilung des Eisens in Thier. *Org. Med. Centralblatt*, 1883.
 Gotleib. *Zeitsch. f. phys, Chemie*, t. XV, p. 376, 1891.
 Bunge. Ueber die Assimilation des Eisens. *Zeitsch. f. physiol. Chemie*, t. IX, 1884.

les globules rouges, où il contribue à former la matière colorante des globules (Hémoglobine).

Cent grammes de sang renferment environ 0.050 de fer, ce qui fait 2.70, pour un homme du poids moyen de 70 kilogrammes.

Le fer éliminé se retrouve presque entièrement dans les fèces.

On sait quelle confiance on a généralement dans les préparations martiales, mais rarement on s'est demandé si vraiment les préparations ferrugineuses introduites dans l'estomac étaient absorbées. De nombreux auteurs se sont occupés de cette question, mais finalement il semble que l'*absorption des sels de fer par le tube digestif est peu vraisemblable.*

Comment concilier les bons effets du fer qui existent réellement, c'est-à-dire les faits de la clinique avec ces recherches.

Bunge explique l'action du fer de la façon suivante :

Les préparations ferrugineuses protègent le fer de nos aliments contre certaines actions décomposantes et lui permettent ainsi d'être absorbé.

Notre alimentation doit donc renfermer des combinaisons du fer toutes différentes, inattaquables par les sucs intestinaux et formant des matériaux pour la production de l'hémoglobine. C'est donc aux aliments dans lesquels le fer se trouve à l'état de combinaison organique stable mais absorbable qu'il faut s'adresser.

Manganèse, Zinc, Cuivre. — De petites quantités de manganèse accompagnent souvent le fer dans les végétaux et les tissus animaux ; le zinc, le cuivre et quelques autres métaux se trouvent également dans tous les tissus vivants sans qu'on puisse assigner à aucun d'eux une signification physiologique.

ALIMENTS D'ÉPARGNE

On distingue sous le nom d'*aliments d'épargne* un certain nombre de produits : café, thé, maté, kola, coca, cacao et alcool. Mais c'est une erreur considérable de croire que ces aliments, dits d'épargne, permettent à l'organisme de produire un travail sans qu'il y ait usure, c'est-à-dire désassimilation.

L'action qu'ils exercent sur la nutrition est indirecte ; elle se fait par l'intermédiaire du système nerveux ; elle peut se résumer, comme dit M. Lambling, dans ce fait général que la dépense de l'énergie dont dispose l'organisme est rendue plus aisée et plus rapide.

De ces aliments, seule la fève de cacao pourrait être considérée comme un aliment proprement dit.

L'alcool est une source de force vive dans notre corps, mais s'il augmente la production de chaleur, il augmente la déperdition. L'alcool une fois ingéré, sauf une faible partie qui passe inaltérée par le poumon et les urines, subit une combustion, mais il n'est point démontré que l'organisme soit en état d'utiliser l'énergie ainsi libérée (1).

Condiments. — Les condiments ne sont que des acessoires de l'alimentation ; ils n'ont par eux-mêmes aucune vertu nutritive.

Ce sont des stimulants de l'appareil digestif ; ils agissent par la sapidité et le parfum qu'ils communiquent à nos aliments.

(1) Lambling. *l. c.*, p. 163 et suiv.
    Bunge. *l. c.*, p. 124 et suiv.
    Huchard. *Semaine médicale*, 1889, 25 octobre.
    Des Kolas africains, *Journal ph. et chim.*, V. Série 2, 7 et 8, 1883.
    Wilhelms Filchm. *Du Bois. Arch.* 1886, p. 72.
    Kobert. *Arch. f. exp. Pathol. und Pharmak.*, t. XV, p. 22, 1882.

DEUXIÈME PARTIE

HYGIÈNE ET RÉGIMES ALIMENTAIRES

DE LA RATION ALIMENTAIRE

Les tableaux qui précèdent permettent d'établir avec une exactitude suffisante la composition moyenne des mélanges que nous réalisons le plus habituellement pour l'association des divers aliments complexes végétaux et animaux.

Voit et Pettenkoffer ont établi que la ration d'entretien d'un adulte fournissant le travail ordinaire d'un ouvrier peut être évaluée en chiffres ronds ainsi qu'il suit :

> Albumine, 118 grammes.
> Graisses, 56   —
> Amidon,   300   —

Forster à qui l'on doit de très nombreux travaux sur l'alimentation a établi des moyennes de rations journalières en choisissant des sujets dans des conditions bien déterminées et a donné les moyennes suivantes :

| INDIVIDUS | du corps | POIDS des aliments | | ALBUMINOÏDES | GRAISSES | HYDRATES DE CARBONE |
		frais	secs			
Médecin 28 à 30 ans...	70k.	3k500	570	130	95	325
Ouvrier 36 à 38 ans...	70	3.600	700	132	90	450
Adulte peu occupé...	62	»	»	90	80	285
Femme d'ouvrier.....	»	1.900	460	76	23	340
Femme de la classe aisée.	55	»	»	70	100	190
Nourrice 25 ans......	55	7.500	1.060	250	220	530

Il est vrai que des recherches récentes tendent à démontrer que la ration d'albuminoïdes peut être considérablement abaissée au dessous de ces chiffres comme on le verra plus loin.

Il semble que 100 grammes d'albuminoïdes constituent une ration azotée largement suffisante. Cette épargne des albumiminoïdes s'obtient par les hydrates de carbone ou les graisses.

L'homme pourrait à la rigueur vivre en n'absorbant que 40 à 50 grammes d'albuminoïdes.

Mais on ne peut séparer les albuminoïdes, pour vivre, des deux autres aliments. Il en faut une certaine quantité minima indispensable à la réparation même de la substance musculaire. Le travail musculaire, qui s'accomplit par la combustion des hydrates de carbone et en second lieu par la combustion des matières grasses, s'épuiserait rapidement sans le concours des matières albuminoïdes. Inversement l'épargne de matière azotée se fait au moyen de l'augmentation des graisses et des hydrates de carbone ainsi que par l'alcool et même par certains produits azotés qui ne sont pas à proprement parler des aliments tels que la *gélatine*.

Dans le cas où le travail musculaire augmente, il est nécessaire d'élever le taux de la ration azotée comme l'indiquent Edward Smith et Playfair.

ETAT PHYSIOLOGIQUE	ALBUMINOÏDES	GRAISSES	HYDRATES DE CARBONE	INDIVIDUS
Ration d'entretien....	66	25	330	Affamés anglais. Convalescents anglais
Travail modéré......	120	40	530	Armées européennes en temps de paix.
Travail moyen.......	153	68	508	Soldats en campagne.
Travail fort.........	160	66	580	Ouvriers militaires anglais
Travail intense.......	184	71	570	Forgerons, etc.

MOYENNES DES RATIONS JOURNALIÈRES D'APRÈS FORSTER

Médecin, 30 ans, 70 kil.

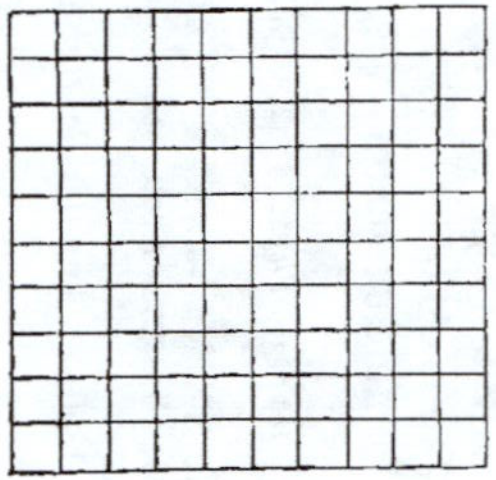

Ouvrier, 35 ans

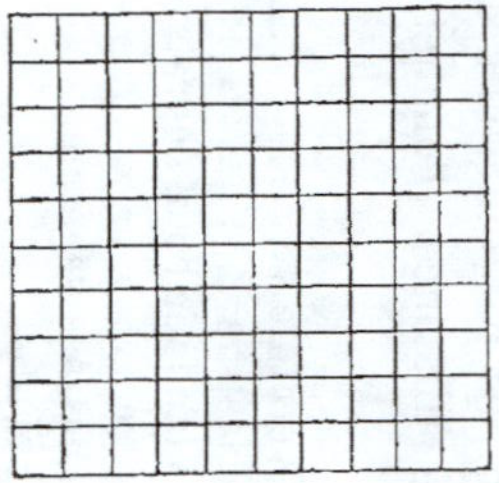

Adulte peu occupé

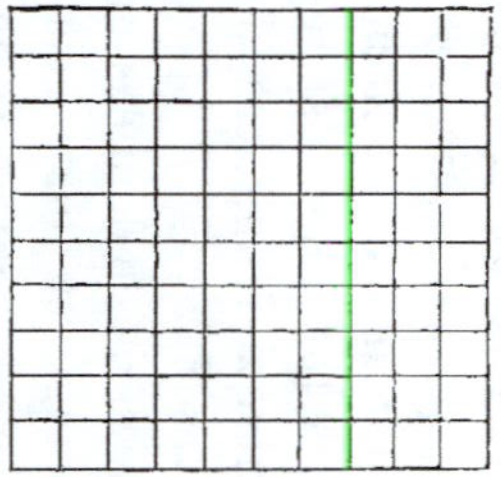

Femme de 30 ans (ouvrière)

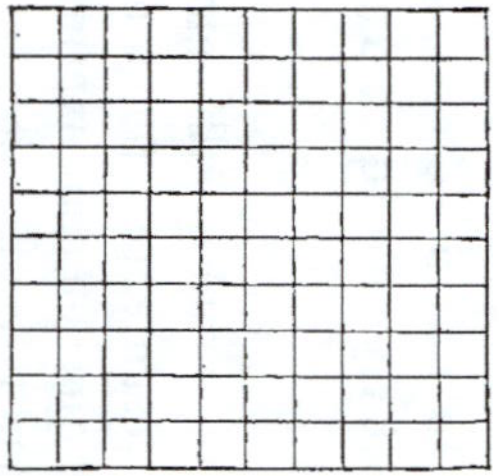

Femme de la classe aisée

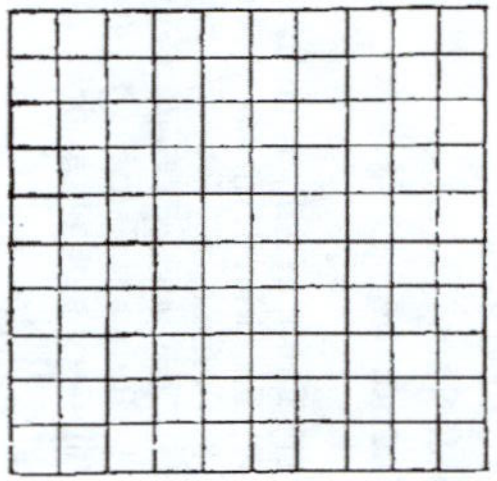

Nourrice de 25 ans

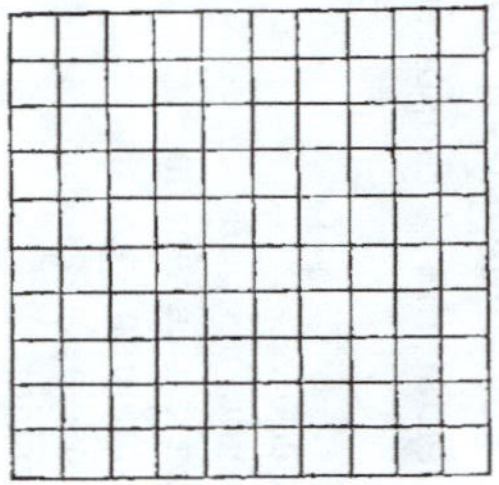

Enfant jusqu'à 6 mois

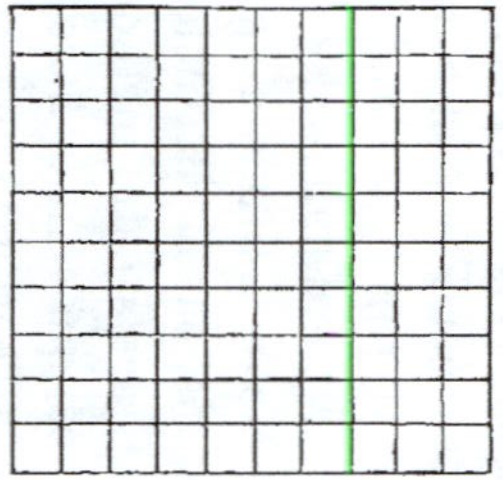

Enfant de 7 à 15 ans

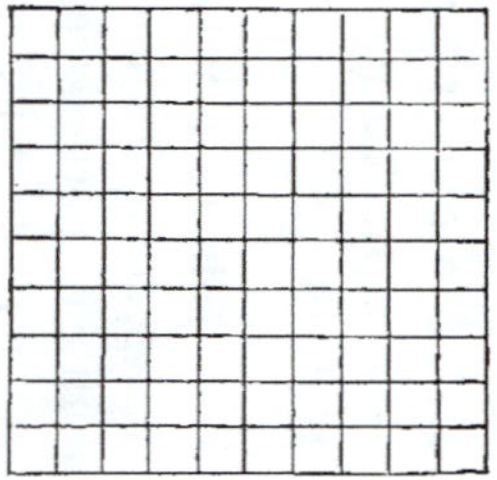

Contrôle expérimental de la ration d'entretien. — Du pouvoir calorique et dynamique des aliments.

Les trois catégories d'aliments simples (albuminoïdes, graisses, hydrates de carbone) représentent un poids égal de quantité d'énergies très différentes que l'on peut exprimer par le nombre de calories fournies par la combustion totale de l'unité de poids de chacune de ces substances. Ces déterminations calorimétriques, commencées il y a une quarantaine d'années par Favre et Silbermann (1), ont été reprises et continuées par Frankland (2), par Stohmann (3) et Rechenberg puis par Danilewsky (4) et Rübner (5). Enfin des résultats d'une exactitude remarquable ont été réunis, ces derniers temps, par M. Berthelot et ses élèves (6).

Grâce à cette méthode toute une série de données numériques, qui sont la base de la physiologie et plus spécialement de la Thermochimie animale, ont pu être soumises à une révision rigoureuse (7).

Voici quelques chiffres déterminés par différents expérimentateurs et rapportés à 1 gr. de substances (Pouchet).

	Calories		Calories
Alcool	6.980	Keratine	5.415
Acide acétique	3.318	Elastine	5.776
Extrait de viande	3.316	Viande de bœuf dégraissée	5.431
Albumine	5.754	Diastase végétale	4.086
Muscle	5.724		
Amidon	4.479	Levure	4.412
Poudre de viande	5.296	Muscle de grenouille	5.537
Farine de froment	4.469	Sang de bœuf	5.900
Gruau d'avoine	4.005	Lait de vache	5.739
Gélatine	5.493	Jaune d'œuf	4.479
Chondrine	4.909	Pomme de terre	4.234

(1) Favre et Silbermann, *Annales de Chimie et de Phys.*, 1852, t. XXXIV.
(2) Frankland. *Revue scientif.*, 1867, p. 81.
(3) Stohmann. *Jour. f. prakt. Chemie*, t. XXII, t. XXXI à XXXII.
(4) Danilewsky. *Méd. Centralblatt.*, 1881, Pflüger's Arch, 1885.
(5) Rubner. *Zeitsch. f. Biol.*, 1885.
(6) Berthelot et André. *C. R. A. S.*, 1890, et *Annales de Chimie et de Phys.*, 1891.
(7) Lambling, *l. c.*

	Calories		Calories
Pain blanc..............	4.351	Acide stéarique........	9.886
Riz...................	4.806	Sucre de Canne........	4.176
Lentilles..............	4.889	Cellulose..............	4.464
Maïs.................	5.188	Maltose sèche........	4.163
Beurre..............	7.264	Pain de seigle........	4.471
Cacao...............	6.875	Avoine entière........	5.107
Cervelle de chien......	7.139	Sarrazin entier........	4.288
Lait de femme........	4.837	Choux...............	4.110

D'après les recherches de M. Hervé Mangon (1), il faut que l'homme, dans les états suivants, fournisse le nombre de calories suivant :

Repos absolu............................	2,600	calories
Travail faible............................	4.200	—
Travail ordinaire...... :..................	4.800	—
Travail très considérable...................	6.000	—

Il semble naturel, à première vue, que pour établir la ration alimentaire d'un individu il suffit de réunir une certaine quantité d'aliments capables de produire le nombre de calories ci-dessus énoncé. Il n'en est pas tout-à-fait ainsi. Les chiffres, dit M. Lambling (2), relatifs aux hydrates de carbone et aux graisses, c'est-à-dire aux principes alimentaires non azotés sont l'expression suffisamment exacte des quantités d'énergie que ces substances apportent à l'organisme et qui sont mises en liberté au cours de leur désassimilation, puisque la destruction organique des aliments non azotés aboutit sensiblement aux mêmes produits, eau et acide carbonique, que leur combustion dans le calorimètre. Il n'en est pas de même pour ce qui regarde les matières albuminoïdes dont l'azote est mis en liberté à l'état élémentaire dans le calorimètre, tandis que l'organisme l'élimine sous la forme de produits azotés complexes. La chaleur de combustion de ces produits azotés est donc à retrancher de celle des matières albuminoïdes si l'on veut avoir une expression suffisamment approchée de l'énergie fournie dans l'organisme par cette catégorie d'aliments.

(1) Traité de génie rural, 1875, *in Encyclopédie d'Hygiène* (M. Pouchet), p. 771.
(2) Lambling, *l. c.*, p. 100

D'autre part, il suffit de songer à la multiplicité des dédoublements subis dans l'économie par les substances protéïques pour se rendre compte des difficultés presque insurmontables pour établir pratiquement et théoriquement d'après ces considérations les rations alimentaires (1).

Les recherches de Voit et Pettenkofer, dit M. Lapicque auquel nous empruntons les lignes suivantes (2), semblaient avoir fixé d'une manière définitive le minimum d'aliments azotés, nécessaire à l'homme, pour maintenir son organisme en bon état. Les expériences de ces physiologistes avaient même paru si concluantes, qu'on leur avait donné la généralisation la plus large, et l'on regardait comme impossible qu'aucun homme, chez aucun peuple, vécût et travaillât sans consommer journellement au moins 118 grammes d'albuminoïdes. Un certain nombre de travaux de physiologie récents ont montré que cette conception était trop exclusive, et qu'il fallait à nouveau reprendre la question.

Observations ethnographiques. — Tout d'abord on s'est trouvé en présence d'un fait d'observation ethnographique : il y a des peuples qui se nourrissent exclusivement d'aliments riches en hydrates de carbone et pauvres en albuminoïdes ; pour trouver dans leur nourriture la ration d'azote indiquée, ils seraient obligés d'absorber des quantités de substances alimentaires si considérables, qu'on peut les traiter d'absurdes. Pour se procurer seulement 100 grammes d'albuminoïdes, un Irlandais devrait manger 5 kilogrammes de pommes de terre, un paysan japonais, 1400 grammes de riz cru, c'est-à-dire environ 3400 grammes de riz cuit. En fait, ils n'absorbent pas cette quantité, personne ne l'a jamais soutenu, et pourtant il en est beaucoup qui ne prennent aucun autre aliment plus riche en azote. Le fait semble surtout bien établi pour les Japonais, chez lesquels la question a été étudiée avec soin. Les travaux de *Botho Scheube* (3), de *Y. Mori*

(1) Pouchet (Gabriel). Transformation des matières albuminoïdes de l'économie, Paris, 1880.
(2) Lapicque. De la ration azotée. *Méd. Mod.*, 1890, n° 19.
(3) Die Nahrung der Japaner, *in Arch. f. Hygiene*, t. Ier.

et *Kellner* (1) ne laissent pas de doute sur ce point. Depuis des siècles, les générations successives des Japonais ont eu un régime alimentaire insuffisant, eu égard à la théorie classique, et pourtant ils sont restés de vigoureux et robustes travailleurs.

Faut-il en conclure qu'il existe une physiologie spéciale pour les Japonais? Mais ils ne constituent pas une race à part. Outre les Irlandais dont nous parlions plus haut, bien des paysans européens ont une ration azotée inférieure à la ration théorique, et sont pourtant capables de fournir un travail musculaire considérable. On est donc conduit par l'observation des faits spontanés, à mettre en doute l'exactitude de la théorie.

Expériences de laboratoire. — Les expériences de laboratoire, instituées spécialement dans le but de contrôler cette théorie, sont venues de leur côté l'ébranler considérablement. La méthode dont Voit et Pettenkofer se sont servis pour déterminer la ration minima d'azote, reposait, somme toute, sur le postulat suivant : la quantité d'albuminoïdes qui doit être fournie journellement à un animal, pour le maintenir dans son intégrité, est au moins égale à la quantité qu'il en consomme sur sa propre substance pendant un jour de jeûne. Or, ce postulat n'est pas vérifié par l'expérience. Il est parfaitement vrai que, si on donne à un animal une ration exclusive d'albuminoïdes, correspondant exactement au chiffre d'azote qu'il excrétait quotidiennement pendant le jeûne, on voit monter le chiffre de cet azote excrété ; donc cette ration ne suffit pas et l'animal continue à se nourrir, pour une partie, aux dépens, de ses muscles. Mais ce fait, qui au premier examen semble décisif, en réalité ne prouve nullement que la quantité des albuminoïdes consommée pendant le jeûne soit plus petite que celle qui est strictement nécessaire pour constituer une ration d'entretien *avec adjonction de graisses et d'hydrates de carbone.* Déjà on savait fort bien que la gélatine et toutes les matières collagènes, qui ne suffisent point à

(1) Untersuchungen über die Ernährung der Japaner, *in Z. f. Biologie*, t. XXV.

entretenir la vie par elles-mêmes, peuvent remplacer une partie plus ou moins grande de la ration d'albumine. Voit et Pettenkofer eux-mêmes avaient bien constaté que l'adjonction des aliments ternaires aux aliments azotés est indispensable, et que plus on donne des premiers, moins il est nécessaire de donner des seconds. Mais la question est précisément de savoir jusqu'à quelle limite on peut abaisser la quantité des albuminoïdes en élevant corrélativement celle des graisses et hydrates de carbone. Les données du problème sont donc différentes des conditions où se trouve l'animal inanitié, et l'on ne peut affirmer *a priori* que la quantité d'azote excrétée (c'est-à-dire d'albuminoïdes consommées) pendant le jeûne soit minima.

En fait, cette quantité diminue si l'on donne à l'animal des hydrates de carbone. C'est ce que montrent nettement les expériences de *Rübner* (1). Nous citerons la suivante. Un chien pesant 1 kil. 500 excrétait à l'état d'inanition 1 gr. 90 et puis 1 gr. 97 d'azote; on lui donne du sucre; le chiffre d'azote tombe à 1,64, 1,25, 1,10, finalement à 1,04.

L'expérience suivante de *Munk* (2) est non moins nette pour montrer l'influence des hydrates de carbone sur les animaux dont la ration d'albuminoïdes est insuffisante.

Un chien, qui était tombé après un jeûne au poids de 26 kilogrammes, reçoit une ration composée de 200 grammes de viande et 250 grammes d'hydrates de carbone; il consomme encore de son albumine musculaire. On élève la ration d'hydrates de carbone de 250 à 500 grammes sans changer la ration de viande : au lieu de perdre de l'azote, il en assimile.

Dès lors, la notion du minimum d'azote, telle que Voit l'avait fixée, ne peut plus être admise. Rübner a proposé pour la remplacer une théorie qui peut se formuler brièvement de la façon suivante.

Ce qui importe dans une ration alimentaire, c'est la somme d'énergie chimique qu'elle comprend dans son ensemble;

(1) *Z. f. Biologie*, t. XXI.
(2) *Archives de Virchow*, t. CI.

elle doit fournir à un homme d'un poids déterminé une quantité donnée de calories, pour maintenir son organisme en équilibre. Ces calories nécessaires seraient fournies par les trois catégories d'aliments, en proportions diverses pour les divers individus, suivant les climats, les habitudes nationales, les goûts et les aptitudes digestives individuelles. La proportion d'albuminoïdes ne peut pas être réduite à zéro, mais elle peut être très petite, si les autres aliments sont fournis en quantité suffisante.

Vérification directe sur l'homme. — Cette théorie paraît s'approcher bien près de la vérité, si l'on se reporte aux expériences que nous citions plus haut à titre d'exemple. Les expériences faites directement sur l'homme montrent également la possibilité d'obtenir dans les échanges azotés l'équilibre entre les entrées et les sorties, avec une très petite quantité d'albuminoïdes, et une riche quantité de graisses et d'hydrates de carbone. *Hirschfeld,* dans une expérience faite sur lui-même et qui dura huit jours, obtint cet équilibre pendant les quatre derniers jours, avec une ration qui ne renfermait que 42 gr. 04 de substances azotées, mais qui possédait une énergie chimique considérable, correspondant à 3460 calories.

Enfin la démonstration complète de cette possibilité, au moins pour un temps limité, vient d'être donnée par deux travaux parus l'année dernière en Allemagne. L'un est dû à Muneo Kumagawa (1) qui, en sa qualité de Japonais, s'est inquiété surtout de démontrer physiologiquement que le riz pouvait suffire à l'alimentation; l'autre à G. Klemperer (2) qui s'est plutôt occupé des moyens cliniques d'épargner la dénutrition des albuminoïdes.

Passant sur les premières séries d'expériences de Kumagawa, qui étudient le régime que l'auteur suivait en Europe, et un régime de fantaisie, japonais par les éléments, mais relativement riche en azote, nous nous arrêterons aux deux dernières.

(1) *Archives de Virchow,* 1889, t. CXVI.
(2) *Archives de Dubois-Reymond,* 1889.

Dans la série IV, le régime, comprenant le thé, était exclusivement japonais (K. y ajoutait seulement un peu de bière); il possédait une énergie potentielle de 1940 calories. La quantité d'albumine introduite dans l'estomac étant par jour de 44 grammes, il s'en perdait 10 grammes par les fèces, et l'urine éliminait une quantité d'azote correspondant à 44 grammes. L'organisme perdait donc chaque jour 10 grammes d'albuminoïdes.

Pour la série V, l'auteur établit alors un régime de même nature, mais fournissant une énergie totale de 2478 calories. L'albumine de la nourriture quotidienne étant égale à 54 gr. 7, il s'en perdait 12 grammes par les fèces, et l'urine éliminait une quantité d'azote correspondant à 38 grammes. Il y avait donc assimilation de 4 grammes environ.

Dans cette expérience remarquable, la dépense de l'organisme en albuminoïdes était ainsi réduite à 38 grammes, correspondant à 6 grammes d'azote.

Il est vrai que le sujet ne pesait que 48 kilogrammes; si l'on veut donc ramener ce chiffre, en admettant la proportionnalité exacte, aux 70 kilogrammes pour lesquels calculait Voit, il faut l'élever approximativement à 53 grammes d'albuminoïdes correspondant à 8 grammes d'azote.

Ce chiffre est à peine égal à la moitié du chiffre *classique*.

Klemperer, dans ses expériences, est arrivé à un chiffre bien autrement bas encore, puisque chez deux sujets de poids moyen, il a obtenu pendant quelques jours l'équilibre physiologique avec une circulation journalière d'environ 3 grammes d'azote.

Mais le régime des sujets, composé principalement de pain, de beurre et de glucose, comprenait 280 centimètres cubes de cognac chaque jour, ce qui fait, en y ajoutant une bouteille de bière, 199 grammes d'alcool éthylique.

Or, l'alcool ne peut pas être considéré comme un simple aliment, et son action consiste évidemment en toute autre chose que dans l'apport d'un certain nombre de calories disponibles.

Avec ces fortes doses d'alcool, nous sortons ici des conditions de la nutrition normale et physiologique. C'est ce qui fait que ces chiffres ne peuvent pas être mis sur la même ligne que ceux des expériences précédentes (1).

Il n'est pas moins intéressant de constater que l'addition de cet agent médicamenteux à un régime de graisses et d'hydro-carbonés peut réduire à un taux aussi bas les échanges azotés, et cette action peut être appliquée avec succès, comme l'a fait Klemperer, dans les maladies qui provoquent une dénutrition active des albuminoïdes.

A la suite de ces recherches, on s'est demandé si les résultats obtenus pendant le temps toujours limité de l'expérience étaient valables pour une longue période, et s'ils pouvaient réellement servir de base à une nouvelle conception du régime alimentaire. N'est-il pas possible, par exemple, que les facultés digestives soient affaiblies par un régime si peu azoté et qu'il se produise une assimilation de plus en plus mauvaise. C'est la question que Rosenheim (2) a cherché à résoudre directetement. Il a nourri un chien avec des rations journalières tantôt riches, tantôt pauvres en azote, et il a constaté que la proportion de graisse et de matières azotées contenues dans les excréments étaient relativement plus élevées dans les séries où la nourriture contenait moins d'azote. Ces expériences sont en trop petit nombre et ont porté sur de trop petits espaces de temps pour donner lieu à des conclusions fermes.

De nouvelles recherches sont nécessaires dans cette voie.

Ration hydrocarbonée et travail. — Dans tout ce qui précède, nous avons envisagé la ration alimentaire sans tenir compte du travail que le sujet peut avoir à fournir. Pour le travail musculaire, il n'y a point en effet à s'en préoccuper quand on cherche à déterminer la ration d'azote strictement nécessaire. Tout le monde presque est d'accord pour admettre que le travail musculaire normal, régulier, ne consomme que

---

(1) Il faut noter que dans les expériences de Hirschfeld aussi, l'alcool intervenait pour une part considérable. Dans celles de Kumagawa, au contraire, nous trouvons fort peu d'alcool ; il est vrai qu'il prenait du thé contenant un peu de caféine ; mais outre que cette quantité de caféine est faible, son action devait en grande partie être annihilée par le fait d'une longue habitude.

(2) *Archives de Pflüger*, décembre 1889.

des aliments ternaires. Il suffit donc d'augmenter ceux-ci en proportion du travail à accomplir.

Voit déjà avait reconnu qu'il lui fallait donner la même quantité d'albuminoïdes à son sujet, que celui-ci travaillât ou ne travaillât pas. Tout récemment pourtant, M. Argutinsky (1), à la suite d'expériences faites sur lui-même, a cru pouvoir conclure que la force vive dégagée par les muscles était empruntée aux albuminoïdes. Mais ce mémoire, qui est passible de graves reproches, ne suffit pas à détruire toute la masse des recherches qui, depuis 30 ans, ont abouti au résultat inverse.

Mais si les albuminoïdes ne servent pas directement au travail musculaire, il faut probablement leur attribuer un pouvoir d'excitation générale, lorsque la quantité absorbée est supérieure à celle qui est nécessaire. Ce que l'on a appelé la *consommation de luxe* joue sans doute un rôle, assez mal défini encore, tant dans son mécanisme que dans ses effets, mais important au point de vue de l'aptitude au travail musculaire, plus encore de l'aptitude au travail intellectuel. Faut-il rapporter ce pouvoir excitant aux divers composés de la série urique (créatine, xanthine, etc.), qui se formeraient dans l'organisme à la suite d'une alimentation richement azotée? Cette explication est peu vraisemblable après les travaux de Bleibtreu et de Schultze (2), qui ont démontré que le régime mixte fournissait dans l'urine une plus grande quantité de ces produits que le régime exclusivement azoté.

La question reste à étudier.

Valeur nutritive des différents aliments

Les éléments constitutifs de la nourriture (déduction faite des principes minéraux) se divisent, comme nous l'avons vu, en trois groupes :

1° *Matières azotées* (albuminoïdes) ;
2° *Matières grasses ;*
3° *Matières hydrocarbonées* (alcools, sucres, farineux) ;

(1) *Archives de Pflüger*, janvier 1890.
(2) *Archives de Pflüger*, 1889.

Nous avons supposé, comme le fait Koënig (1), que :

5 parties d'hydrates de carbone sont isodynames avec 3 parties de graisse et 1 partie d'albuminoïdes.

Pour avoir la valeur nutritive d'un aliment ; nous multiplierons donc le chiffre trouvé à l'analyse pour les matières albuminoïdes par le coëfficent 5 ; celui des graisses par 3, et celui des hydrates de carbone par 1. La somme de ces produits partiels donnera la *valeur nutritive en unités*.

Exemple : 1000 gr. de lait de vache contiennent :

39 gr. matière albuminoïde, soit $39 \times 5 = 195$ unités
35 gr. matière grasse   soit $35 \times 3 = 105$ —
46 gr. hydrates de carbone,   soit $46 \times 1 = 46$

La valeur nutritive du lait en unité sera de $U = 346$ —

De même, 1000 gr. de pain blanc contiennent :

88 gr. matière azotée,   soit $88 \times 5 =$ 440 unités
10 gr. matière grasse,   soit $10 \times 3 =$ 30 —
550 gr. hydrates de carbone, soit $550 \times 1 =$ 550 —

La valeur nutritive de pain sera de $U = 1.020$ —

Nous ferons remarquer, toutefois, que l'on ne peut comparer que des aliments de composition analogue.

RATION JOURNALIÈRE

Nous avons vu qu'à chaque classe d'individus, à chaque âge, etc., correspond une certaine ration journalière.

Par exemple, un homme de trente ans, pesant 70 kilogrammes, et travaillant moyennement, a besoin d'après Voit, de :

Matière azotée...   130
Graisse....   85
Hydrates de carbone....   320

Si nous multiplions ces différents chiffres par les nombres

______

(1) Koënig, *l. c.*

5, 3 et 1, comme nous l'avons fait précédemment pour avoir la valeur nutritive des aliments en unités, nous trouverons :
$$C = 130 \times 5 + 85 \times 3 + 300 \times 1 = 1225 \text{ unités.}$$

Nous dirons donc que la ration de cet individu est de 1225 unités nutritives.

Nous appelerons ce chiffre C, constante d'entretien de l'individu en question.

Donc, la quantité en poids d'un aliment, qui contiendra 1225 unités formera une *ration complète*.

Ainsi, nous avons vu plus haut que 1000 grammes de lait de vache contiennent 346 unités nutritives, il 'faudra donc $\frac{1225}{346} = 3$ kil. 540 de lait pour former la ration complète de lait de l'individu en question.

De même, la ration en pain blanc sera de $\frac{1225}{1020} = 1$ kil. 200. C'est-à-dire qu'un homme se nourrissant exclusivement de pain blanc devra en consommer 1 k. 200 par jour.

On peut calculer la valeur nutritive et la ration pour chaque aliment. Il est bien entendu que ces chiffres ne sont pas absolus et que l'aliment doit, en outre, contenir les diffé-rentes matières azotées et carbonées en proportions conve-nables. Ces chiffres donnent, cependant, une indication utile pour l'établissement du régime.

La constante d'entretien varie suivant les classes d'indi-vidus : ainsi, nous avons vu qu'elle est pour une nourrice de vingt cinq ans de :

Albuminoïdes	$250 \times 5 =$	1.250
Graisse	$220 \times 3 =$	660
Hydrates de carbone	$480 \times 1 =$	480
	Constante d'entretien $=$	2.390

Pour une femme de classe aisée, travaillant peu :

Albuminoïdes	$70 \times 5 =$	350
Graisse	$100 \times 3 =$	300
Hydrates de carbone	$190 \times 1 =$	190
	Constante d'entretien $=$	840

Donc, pour la nourrice, la ration en pain serait de :

$$\frac{2390}{1020} = 1 \text{ k. } 951$$

pour la femme aisée :

$$\frac{840}{1020} = 0 \text{ k. } 823$$

Il sera facile, pour chaque individu, d'établir la ration en divisant la constante d'entretien par la valeur nutritive de l'aliment à prendre.

PRIX DE LA RATION

Etant donné que le prix moyen du kilogramme d'un aliment est deux francs, pour avoir le prix d'une ration, on multipliera le chiffre R (ration) par $\frac{x}{1000}$.

Exemple : Un kilogramme de pain blanc coûte 0 fr. 40; la ration pour un homme adulte étant de 1200 grammes, cette ration coûtera : $\frac{1200 \times 0{,}40}{1000} = 0$ fr. 48.

On peut établir le prix de la ration pour un certain nombre d'aliments en se basant sur le prix moyen des aliments. Ces prix varient naturellement suivant les pays, les saisons, etc.

Il peut être intéressant pour les classes pauvres de calculer quelle est la nourriture la moins coûteuse, ce qui sera facile au moyen de la formule générale : $\frac{R \times x}{1000}$;

R désignant la ration $\frac{C}{U}$, et x le prix moyen du kilogramme.

De la valeur nutritive croissante des aliments avec le poids de la ration moyenne correspendant au régime d'un homme adulte.

LAIT

	UNITÉS nutritives	RATION
Petit lait	96	12.760
Lait de jument	204.9	5.971
Lait d'ânesse	220	5.522
Koumys	230	5.326
Képhyr	280	4.371
Lait écrémé	280.4	4.370
Lait de vache (entier)	346	3.540
Lait de chèvre	449.5	2.733
Riz au lait	479	2.552
Soupe au lait et gruau	510	2.400
Lait caillé	980	1.250
Crême douce	1218.7	1.005
Lait condensé avec sucre	1262	0.970
Lait condensé sans sucre	1304	0.938
Beurre	2593	0.472

FROMAGES

	UNITÉS nutritives	RATION
Gervais	1475.8	0.830
Camembert	1614.5	0.758
Neufchâtel frais	1621.3	0.755
Brie	1746	0.701
Neufchâtel vieux	1909.5	0.641
Cheddar	2150.6	0.529
Hollande	2312.5	0.523
Roquefort	2419 4	0.505
Chester	2448.8	0.500
Gruyère	2540	0.482
Parmesan	2682	0.456

VIANDES

	UNITÉS nutritives	RATION
Bouillon	40	30.625
Jus de viande	250	4.900
Tête de veau	518.7	2.364
Collier (mouton)	755.4	1.624
Queue de bœuf	796.9	1.537
Côtelette de mouton	805.5	1.521
Cervelle de bœuf	806.5	1.519
Gigot de mouton	808	1.468
Epaule de mouton	884.7	1.385
Rognon de bœuf	889.9	1.376
Langue de bœuf	920.8	1.321
Rognon de mouton	928.9	1.317
Rognon de porc	948.2	1.293
Côtelette de veau	954	1.284
Foie de veau	954.7	1.283
Côtelette de porc	961.5	1.272
Cœur de bœuf	970	1.262
Poitrine de veau	972.4	1.260
Surlonge de bœuf	975	1.256
Cervelas	1.016	1.205
Cheval	1.020	1.200
Veau maigre	1.030	1.189
Mouton demi-gras	1.030	1.189
Epaule de veau	1.057.6	1.158
Langue de porc salée	1.068.8	1.147
Filet de porc	1.071	1.144
Chair à saucisse	1.081	1.133
Rouelle de veau	1.094.4	1.119
Bœuf maigre	1.095	1.118
Bœuf demi-gras	1.130	1.084
Plate-côte de porc	1.132.1	1.082
Foie de bœuf	1.132.5	1.081
Aloyau	1.157	1.058
Chevreuil	1.170	1.047
Veau gras	1.190	1.030
Boudin noir	1.195	1.026
Porc maigre	1.210	1.012
Poitrine de bœuf	1.218	1.005

	UNITÉS nutritives	RATION
Lièvre..........	1.236	0.991
Entrecôte......,..........................	1.280.6	0.940
Lapin......................................	1.305	0.938
Culotte de bœuf.	1.308.3	0.936
Rognon de veau..........................	1.328	0.922
Jambonneau..............................	1.356.7	0.902
Filet de bœuf........	1.436.3	0.846
Bœuf salé d'Amérique.....................	1.451	0.844
Jambon frais,........'....................	1.463.7	0.833
Saucisson fumé...........................	1.482	0.827
Ris de veau......	1.495	0.819
Extrait de viande........................	1.520	0.805
Viande séchée............................	1.597	0.767
Boudin blanc.............................	1.600	0.765
Jambon fumé.............................	1.643.8	0.745
Jambon salé.............................	1.644.9	0.744
Saucisse de Francfort....................	1.750	0.700
Bœuf gras...............................	1.770	0.692
Corned beef.............................	1.803	0.679
Viande fumée............................	1.807	0.677
Porc gras...............................	1.850	0.662
Saucisse fumée..........................	2.160	0.564
Lard.........,........	2.618	0.467
Graisse de bœuf.........................	2.979	0.411
Saindoux..	2.995	0.409
Peptone Kemmerick......................	3.318	0.369
Poudre de viande........................	3.650	0.335
Tablettes de viande Hofmann.............	3.910	0.314

OISEAUX

	UNITÉS nutritives	RATION
Pigeon..........	1.115	1.097
Poulet.	1.120	1.093
Petits oiseaux...........................	1.235	0.991
Canard sauvage..........................	1.300	0.942

OISEAUX (*suite*).

	UNITÉS nutritives	RATION
Canard domestique	1.305	0.939
Perdrix	1.307	0.935
Oie	1.550	0.790
Poitrine d'oie fumée	2.015	0.605
Grenouille	0.823	1.488

POISSONS ET COQUILLAGES

	UNITÉS nutritives	RATION
Sole	624	1.963
Moules	628	1.861
Huîtres	745	1.644
Morue fraîche	810	1.512
Escargots	841	1.468
Brochet	890	1.356
Hareng frais	980	1.260
Homard	993	1.233
Saumon	1.025	1.194
Turbot	1.060	1.155
Carpe	1.085	1.129
Hareng salé	1.290	0.949
Maquereau	1.345	0.910
Anguille	1.655	0.740
Caviar	2.030	0.603
Morue salée	4.030	0.304

ŒUFS

	UNITÉS nutritives	RATION
Blanc d'œuf..............................	915	1.338
Œuf entier...............................	980	1.250 (28 œufs)
Omelette ou œufs brouillés..............	990	1.237
Omelette soufflée.......................	1.755	0.697
Jaune d'œuf..	1.760	0.695

LÉGUMES VERTS

	UNITÉS nutritives	RATION
		Kg
Chou-fleur..........	72	17.00
Radis.	93.9	13.00
Laitue.	104	11.778
Salade verte...........................	110	11.136
Epinards...............................	131	9.427
Asperges...............................	134	9.142
Choucroute.	135	9.140
Oseille................................	200	6.125
Carotte................................	200.2	6.124
Céleri (bulbe).........................	201.7	6.120
Navet.................................	216	5.671
Haricots verts.	226	5.420
Chicorée..............................	275.8	4.438
Pomme de terre........................	311	3.939
Chou..................................	345	3.557
Céleri (feuille).......................	347	3.530
Petits pois fins.......................	425	2.880

LÉGUMES SECS

	UNITÉS nutritives	RATION
Pois secs.................................	1.700	0.720
Fèves sèches.............................	1.720	0.712
Haricots blancs..........................	1.770	0.692
Lentilles................................	1.860	0.658
Flageolets secs..........................	1.920	0.638
Fèverolles...............................	2.050	0.600

FARINES

	UNITÉS nutritives	RATION
Petit son...............................	1.375	0.890
Farine blutée (froment).................	1.444	0.848
Farine d'avoine.........................	1.450	0.844
Gros son................................	1.520	0.805
Farine de maïs..........................	1.520	0.805
Farine de haricots blutée...............	1.951	0.627
Farine de pois blutée...................	1.952	0.626

PAINS

	UNITÉS nutritives	RATION
Pain de son.............................	581.4	2.108
— de gruau.............................	856.4	1.419
— de seigle............................	895	1.368
Mie de pain blanc.......................	924	1.325
Pain blanc..............................	1.020	1.200
— d'épices.............................	1.137	1.077
Biscottes...............................	1.200	1.020
Nouilles, Macaroni......................	1.327	0.923
Biscuits anglais........................	1.420	0.862
Croûte de pain blanc....................	1.447	0.846

    DES ALIMENTS

Comparaison entre la valeur nutritive de divers aliments.

	UNITÉS nutritives	RATION
		Kg.
Bouillon	40	30.625
Jus de viande	250	4.900
Pommes de terre	311	3.939
Lait de vache	346	3.540
Sole	624	1.963
Huîtres	745	1.644
Gigot	808	1.468
Œufs	980	1.256
Pain blanc	1.020	1.200
Cheval	1.020	1.200
Poulet	1.120	1.093
Bœuf demi-gras	1.130	1.084
Hareng salé	1.290	0.949
Lapin	1.335	0.938
Macaroni	1.327	0.923
Maquereau	1.345	0.910
Jambon frais	1.463	0.833
Haricots blancs	1.770	0.692
Fromage de Gruyère	2.540	0.482
Beurre	2.592	0.472
Poudre de viande	3.650	0.335
Morue salée	4.030	0.304

Prix par ordre de croissance de la ration moyenne correspondant au régime d'un homme adulte.

LAIT.

Beurre............	1.88	Lait de vache.......	2.12

FROMAGES.

Hollande...........	1.04	Parmesan..........	1.44
Gruyère...........	1.13	Roquefort..........	1.50
Chester...........	1.30		

VIANDES.

Graisse de mouton..	0.37	Poitrine (veau)......	2.52
Graisse de bœuf.....	0.49	Aloyau.............	2.60
Saindoux...........	0.56	Faux-filet	2.62
Lard	0.64	Côtelette de porc....	2.66
Jambon salé........	0.83	Morceau de rognon..	2.67
Jambon fumé	0.92	Entrecôte..........	2.72
Boudin noir........	1.24	Rouelle de veau.....	2.86
Lard	1.28	Jambon............	3.02
Mœlle (bœuf)........	1.72	Plate-côte (porc)....	3.24
Surlonge (bœuf).....	1.75	Cotelette (veau).....	3.32
Langue.............	1.86	Lièvre.............	3.46
Culotte............	1.86	Filet (bœuf)........	3.69
Lapin	1.86	Gigot (mouton).....	3.75
Cou (mouton).......	1.92	Côtelette	4.25
Côte (longe)........	2.03	Rognon......	4.32
Jambonneau	2.06	Cervelle (bœuf).....	4.53
Queue (bœuf).......	2.14	Filet (porc) .	4.56
Epaule (veau)	2.20	Langue de porc salé.	4.56
Epaule (mouton)....	2.21	Rognon (bœuf)......	5.11
Collet (veau).......	2.26	Extrait de viande....	7. »
Langue fumée.......	2.28	Rognon de veau.....	11.04
Tête de veau.......	2.36	Bouillon...........	12.25
Chair à saucisse.....	2.48		

POISSONS.

Morue salée........	0.30	Anguille	2.59
Hareng frais	0.78	Brochet...........	2.66
Morue fraîche......	1.13	Turbot.............	2.86
Maquereau.........	1.27	Sole..............	6.08
Carpe	1.96	Saumon...........	6.65

LÉGUMES VERTS.

Haricots blancs.....	0.30	Lentilles	0.52
Féverolles	0.35	Epinards...........	1.40
Haricots flageolets...	0.37	Petits pois frais.....	2.16
Pommes de terre	0.39	Choucroute	3.30
Fèves de marais.....	0.40	Haricots verts.......	6.50
Pois	0.50		

FARINES.

Farine d'avoine......	0.37	Farine de pois blutée.	0.74
— de maïs	0.48	— de haricots ..	0.74
— de froment ..	0.63		

PAIN.

Pain blanc.........	0.48	Nouilles............	1.47
— de seigle.......	0.48	Biscuits anglais.....	1.54
— d'épices........	1.30		

FRUITS.

Châtaignes	0.67	Poires..............	2.06
Noisettes...........	0.82	Pommes.............	2.85
Pruneaux	1.33	Raisin sec..........	4.60
Amandes.......... .	1.44	Raisin frais.........	10.56
Figues sèches.......	2.04		

Régimes alimentaires chez les enfants

AUX DIVERS AGES

A° *De la naissance au sevrage*

3 cas sont à considérer :

I.   Allaitement maternel
II. Allaitement mercenaire
III. Allaitement artificiel.

I et II.

Dans les deux premiers cas, si la nourrice ou la mère présentent les conditions requises on peut se contenter de l'allaitement exclusif au sein, pendant les 7 ou 8 premiers mois (1).

Les tableaux suivants montrent quelle est la quantité par tétée et par 24 heures que l'enfant doit en moyenne absorber ainsi que la fréquence des repas.

A. — Allaitement maternel ou mercenaire.

IV. — *Poids du lait pris par tétée et en 24 heures par un enfant nourri par sa mère* (Bouchaud).

	Par tétée	En 24 heures
	gr.	gr.
1er jour (au maximum)...............	3	30
2e jour............................	15	150
3e jour............................	40	400
4e et 5e jour......................	55	550
Jusqu'à 1 mois.....................	60	600
2e et 3e mois......................	70	600 à 700
4e et 5e mois......................	100	700 à 800
6e mois............................	120	800
7e et au-delà......................	150	900

(1) Voir aux chapitres spéciaux le régime des femmes pendant l'allaitement.

V. — *Fréquence des repas chez le nourrisson* (Vierordt).

	NOMBRE DE TÉTÉES	
D'après Deneke...	1er jour...........................	2.1
	2e —	5.7
	3e —	6.2
	4e —	6.7
	5e, 6e, 7e, etc.....................	6.9
D'après Ahsfeld..	1er mois.........................	5 à 6
	2e —	5 à 6
	3e, 4e, 5e, 6e.....................	4 à 5

VI. — *Apport journalier en matières solides et en eau dans la nourriture de l'enfant* (Vierordt.)

AGE.	POIDS du baby.	APPORT JOURNALIER en grammes			POUR 1 K° du poids du corps.	
		Matières solides.	Eau.	Total.	Matières solides.	Eau.
8 jours............	k. 3 2	51 6	378	430	16 1	118
30 jours............	3 6	70 8	519	590	19 7	144
60 jours............	4 3	91 2	669	760	21 2	156
130 jours............	5 45	92	681	1773	14 5	125
5 mois............	5 53	130 8	—	—	23 6	»
6 mois............	6 75	174 4	1402	1576	25 8	208

B. — **Allaitement artificiel** (Lait de vache) — (Vierordt).

VII. — *Quantité de lait par repas.*

Jours.	(Camerer)	(Deneke)
1	10	19
2	18.3	23
3	35	31
4	37	40
5	51	58
6	55	54
7	60	—
8	61	—
9	65	—
9- 12	—	71
18- 21	100	—
31- 33	97	—
46- 69	108	—
105-113	134	—
161-163	109	—
211-245	207	—

Des quantités de lait absorbées par les nourrissons (Vierordt).

1. — *Pendant le premier mois.*

AGE de l'enfant — Jours	Krüger	Bouchaud	Bartsch	Bouchut	Camerer	Ssnitkin	Deneke	Hillebrand a primipares	Hillebrand b multipares
1	gr. 12.15	28	20	30	10	...	44	4	6
2	96	212	162	150	91.5	...	135	18	129
3	192	450	....	450	247	...	192	183	238
4	234	402	....	550	337	...	266	199	324
5	363		500	...	288	...	352	236	344
6	441	....	....	...	379	...	365	299	324
7	501	....	....	...	...	...	383	303	361
8	518	530	630—750	...	...	...	411	274	365
9	621	....	....	...	...	490 à	425	362	384
10	648	....	....	...	...	539	...	384	415
11	705	....	....	...	...	...	...	...	...
12	....	....	....	...	...	...	...	...	...
9 à 12	....		....	...	495	...	...	...	...
17	....		....	...	...	590 à	...	...	...
20	....		....	...	...	649	...	...	...
18—21	....		....	...	534	...	...	...	...
25	....		....	...	...	690 à	...	...	...
30—38	....	606	....	630	...	759	...	...	...
31—33	....		....	...	555	...	...	...	...

II. — *Dans les premières semaines* (Hähner).

Semaines	POIDS du corps à la fin de la semaine	QUANTITÉ DE LAIT par jour		QUANTITÉ moyenne pour chaque repas
		absolue	º/₀ du poids du corps	
1	k. 3 039	gr. 291	9 5	50
2	3 251	497	15 3	70
3	3 394	550	16 5	77
4	3 670	594	16	94
5	3 961	663	16 7	113
6	4 261	740	17 6	144
7	4 581	808	17 6	157
8	4 793	834	17 4	162
9	4 968	765	15 4	153
10	5 133	818	15 9	159
11	5 243	742	14 1	153
12	5 390	805	14 9	171
13	5 510	817	14 9	168
14	5 660	850	15	175
15	5 790	835	14 4	182
16	5 850	760	13	156
17	6 020	795	13 2	150
18	6 210	883	14 2	176
19	6 360	888	14	207
20	6 370	847	13	198
21	6 640	870	13 1	196
22	6 670	870	13	190
23	6 690	870	13	184
24	6 740	807	12	154
25	6 960	969	13 7	169
26	6 980	994	14 2	191
27	7 000	1081	15 4	199
28	7 300	1220	16 7	219
29	7 465	1229	16 4	215
30	7 650	1195	15 6	220
31	7 800	1097	14 1	—
32	7 830	1009	13 2	—
33	7 920	1104	13 9	—
34	8 040	1100	13 6	—

III. — *Allaitement artificiel.*

Dans l'allaitement artificiel, on emploie ordinairement les laits de vache, d'ânesse, de chèvre.

Le lait d'ânesse, comparé au lait humain présente des quantités moindres d'albumine et de graisse ; il est, de plus, légèrement laxatif.

Le lait de chèvre, plus riche en albumine et en graisse que le lait humain et même que le lait de vache, possède une odeur particulière et est bien toléré généralement par les enfants.

Le lait de vache est plus riche en matières albuminoïdes et en sels que le lait de femme, moins riche en matières grasses et en sucre. Aussi a-t-on l'habitude de le ramener approximativement au pourcentage normal du lait de femme par différentes méthodes qui consistent habituellement dans l'addition d'eau et de sucre. Dans ces dernières années on a, surtout en Angleterre, proposé diverses formules de coupage, dont une des plus rationnelles est la suivante :

Lait humanisé. Formule de Franbeland (1).

Laisser reposer 200 c³ de lait fraîchement trait pendant 12 heures, l'écrémer et mélanger la crème avec 400 c³ de lait de vache frais ; mettre dans le lait écrémé de la présure, garder dans un endroit chaud pour faire cailler le lait (5 à 10 minutes), diviser le caillot formé et séparer le petit lait qu'on chauffe à ébullition pour en séparer la caséine, filtrer et laisser dissoudre 6 grammes de sucre de lait en poudre et mêler aux 400 c³ de lait dont il a été question plus haut.

Malheureusement toutes ces manipulations sont plus du ressort d'un chimiste que d'une nourrice et l'habitude se conservera longtemps encore de couper simplement le lait de vache avec de l'eau sucrée.

(1) In Burney Yéo. p. 289.

Les proportions sont les suivantes (1) :

AGE DE L'ENFANT	QUANTITÉ DE LAIT	Quantité d'eau sucrée à 50 grammes par litre
1re semaine............	1 partie.	3 parties.
2e et 3e semaine........	1 —	2 —
4e semaine à 2 mois.....	1 —	1 partie.
3e et 4e mois..........	2 parties.	1 —
5e et 6e mois..........	3 —	1 —
6 mois à 1 an.	4 —	0 —

La plupart des médecins admettent aujourd'hui ces coupages, le lait pur provoquant souvent des vomissements, ou étant mal digéré dans les premiers mois, ce qui se trouve expliqué par la composition moléculaire très différente entre la caséine du lait de vache et celle du lait de femme.

« On admettait, dit Béchamp, que les laits de femme et d'ânesse n'étaient que du lait de vache contenant un peu plus, un peu moins de beurre, de sucre de lait et de caséine. Il devrait donc, soumis aux mêmes actions et conditions, se comporter chimiquement de la même manière. Or, le lait de vache, abandonné à lui-même, s'aigrit et se caille; dans les mêmes conditions, les laits de femme et d'ânesse s'aigrissent et ne se caillent point. Les laits de vache et de chèvre se caillent par la présure ; les deux autres ne se caillent point. Le lait de femme ne contient point de caséine, ni celui d'ânesse ; les laits de vache et de chèvre sont essentiellement des laits à caséine. » Il y a donc entre ces deux groupes de laits une différence considérable, et « la conclusion donnée par M. Tarnier, que le lait d'ânesse est le meilleur pour remplacer le lait de femme dans l'allaitement des nouveaux-nés et des enfants dans le premier âge, est expliquée » ajouterons-nous avec Béchamp, par l'analogie de la composition chimique des deux laits, et par ce fait « que, comme le lait de femme, le lait d'ânesse n'est pas un lait à caséine ». La

____

(1) Polin et Laley. *Hygiène élémentaire.*

matière albuminoïde qu'ils renferment tous deux possède une structure moléculaire, moins difficile à détruire que celle de la caséine du lait de vache. Elle paraît avoir subi dans la glande mammaire un commencement de digestion qui caractérise justement la part si différente que chaque organisme apporte dans l'élaboration de l'aliment, désigné sous le nom unique de lait, et dont cependant, nous venons de le voir, certains éléments organiques sont si dissemblables entre eux.

Composition centésimale de quelques sortes de lait.

	Eau	Matières azotées	Beurre	Sucre	Sels
Lait de femme.........	87 41	2 29	3 78	6 21	0 31
— de vache..........	87 17	3 55	3 69	4 88	0 71
— de chèvre.........	85 71	4 29	4 78	4 46	0 76
— de jument.........	90 78	1 99	1 31	5 67	0 35
— d'ânesse....	89 64	2 22	1 64	5 99	0 51
— de chatte..........	81 63	9 08	3 33	4 91	0 58
-- de chienne........	75 44	11 17	9 57	9 57	0 73

La *stérilisation* du lait a fait renaître les discussions sur les valeurs respectives du lait *cru* et du lait *bouilli*. Aujourd'hui il semble expérimentalement bien démontré qu'il est nécessaire de n'employer dans l'allaitement artificiel que du lait bouilli ou stérilisé. L'air, l'eau, les manipulations des laitiers, la préexistence de microbes dans les récipients sont autant de causes de contamination, le lait étant en effet un excellent milieu de culture.

D'autre part la tuberculose chez les vaches est loin d'être rare, surtout dans les villes, et depuis longtemps on a signalé la présence du bacille de Koch dans le lait des vaches tuberculeuses.

Aussi maintenant la méthode de Soxlet est devenue pour ainsi dire courante. Son principe repose sur l'emploi d'un certain nombre de petits flacons d'une contenance de 200 grammes qu'on remplit aux deux tiers de lait. On les porte à la température de l'ébullition pendant 3/4 d'heure environ au bain-marie. M. Budin emploie des capuchons en caoutchouc percés sur le côté d'une ouverture par laquelle s'échappe l'air; pendant le refroidissement la pression atmosphérique déprime la partie supérieure située sur le goulot. Il suffit, au moment de l'emploi pour les tétées, d'appliquer une tétine en caoutchouc stérilisée sur le goulot de la bouteille.

Régimes anglais.

Régimes du Dr Louis Starr pour les enfants en bas-âge (1).

1re Semaine. — Par chaque repas.

Crème................................	7	grammes.
Petit lait..............................	15	—
Eau chaude...........................	15	—
Sucre de lait..........................	0,50	—

A donner toutes les deux heures, depuis 5^h du matin jusqu'à 11 heures du soir, et une à deux fois par nuit s'il est utile. Cela représente 335 grammes de nourriture par jour environ. Pour préparer ce petit lait spécial, on prend une demie pinte de lait frais que l'on chauffe à 140° ou 150° Fahrenheit. On ajoute 1 cuillerée de vin de pepsine et on mélange doucement; on laisse reposer dans un endroit chaud jusqu'à coagulation complète. On bat le caillot jusqu'à division complète et on passe sur une mousseline. Le liquide contient en solution le sucre et les sels du lait et en suspension une portion notable de la caséine et de la graisse qui ont tamisé. Le Dr Auzel-Money recommande pendant la même période 15 grammes d'eau d'orge légère, avec 15 grammes de lait de vache et 1 gramme de sucre de lait (à prendre toutes les deux heures jour et nuit.)

Régime de la 2e à la 6e semaine.

(Par repas).

Lait de vache......................	14	grammes.
Crème.............................	7	—
Sucre de lait.......................	1	—
Eau...............................	28	—

(1) In Burney-Yeo, *l. c.*

A donner toutes les deux heures de 5 h du matin à 11 h du soir, soit 476 gr. par jour.

Régime de la 6e semaine à la fin du 2e mois.

Par chaque repas.

Lait de vache	35	grammes.
Crème........................	14	—
Sucre de lait....................	2	—
Eau...........................	35	—

A donner toutes les deux heures, soit par jour 840 gr.

Régime du commencement du 3e mois à la fin du 6e mois.

Par chaque repas.

Lait...........................	70	grammes.
Crème.........................	14	—
Sucre de lait....................	4	—
Eau...........................	28	—

A donner toutes les deux heures et demie, soit 896 grammes par jour.

Régime pendant le 6e mois. — 6 repas par jour entre 7 h. du matin et 10 h. du soir.

Bouteilles du matin et de midi, chaque :

Lait de vache....................	126	grammes.
Crème.........................	14	—
Farine lactée de Mellin...........	4	—
Eau chaude....................	28	—

On fait dissoudre la farine de Mellin dans l'eau chaude et on ajoute le lait et la crème.

Pour les autres bouteilles :

Lait...........................	126	grammes.
Crème.........................	14	—
Sucre de lait.	4	—
Eau...........................	28	—

Au total, 1,000 grammes par jour.

Pendant le 7e mois on peut porter la préparation de Mellin à 2 cuillerées à café, 3 fois par jour. Pendant le 8e et le 9e mois, 5 repas suffisent.

1er repas, 7 h. du matin.

Lait	150	grammes.
Crème	14	—
Sucre de lait	4	—
Eau	28	—

2e repas, 10 h. du matin, ajouter au précédent une cuillerée à bouche de la farine de Mellin. Le 3e repas à 2 h. après midi, et le 4e à 6 heures du soir, comme le 2e ; le 5e à 10 heures du soir comme le 1er. Le tout forme environ 1.200 gr. de nourriture par jour.

On peut remplacer la farine de Mellin par la *gelée d'orge*. On la prépare en mettant 2 cuillerées à bouche d'orge perlée dans 3/4 de litre d'eau chaude : on réduit par ébullition à une pinte ; on passe et on laisse prendre en gelée. Deux cuillerées à café dans 8 onces de lait chaud édulcoré forment un repas. On peut le répéter deux fois par jour.

Régime du 11e et du 12e mois.

1er repas, 7 h. matin.

Lait	238	grammes.
Crème	14	—
Mellin ou gelée d'orge	14	—
Eau (si on emploie la farine Mellin)	28	—

2e repas, 10 h. 1/2.

Lait chaud	225	grammes.

3e repas, 2 h. du soir, un jaune d'œuf avec un peu de panade. 4e repas, 6 h., comme le 1er repas. 5e repas, 10 h., comme le 2e repas

Un jour sur deux le repas peut consister en 6 onces de thé de bœuf avec un peu de croûte de pain bien délayée. On peut donner du bouillon de mouton, poulet ou veau à l'occasion, au lieu de bouillon de bœuf (250 grammes de bœuf dans une pinte de bouillon).

Lorsque les enfants ont une tendance à vomir le lait en caillots compacts, chaque bouteille, pour l'âge de six mois, peut avoir une des deux compositions suivantes :

Lait...........................	35 grammes.
Crème..........................	14 —
Sucre de lait..................	2 —
Eau de chaux...................	35 —

ou bien

Lait...........................	35 grammes.
Crème..........................	14 —
Sucre de lait..................	2 —
Eau d'orge.....................	42 —

L'ébullition rend parfois le lait plus facile à digérer et tend à arrêter la diarrhée si elle existe. Si l'on emploie le lait d'ânesse, il faut l'employer aussitôt tiré. Une ânesse peut nourrir trois enfants de 1 à 3 mois, deux enfants de 4 à 5 mois et un enfant de 5 à 9 mois.

Si toute nourriture est rejetée, il faut faire usage de lait *prédigéré*. Une peptonisation partielle suffit ; poussée trop loin elle donne un goût amer. On doit s'arrêter avant qu'il ne se manifeste. La poudre peptogénique de Fawchild peut être employée. Elle contient de la pancréatine, du bicarbonate de soude et du sucre de lait. Pour s'en servir on prend :
Lait 60 grammes. Eau 60 grammes. Crème 15 grammes et une mesure de poudre peptogénique. On chauffe sur un feu très doux, jusqu'à 140° ou 150° Fahrenheit. pendant six minutes.

Quand la préparation est bien faite ce lait a l'apparence du lait humain.

Quand le lait n'est supporté sous aucune forme, il y a lieu d'essayer d'autres aliments, par exemple :

1 repas.

Farine de Mellin.................	3,60
Eau chaude......................	84 grammes.

toutes les 2 heures pour un enfant de six semaines.

ou bien

Bouillon de veau ou de poulet...... } 42 grammes. ā ā
Eau d'orge ou gelée d'orge........ }

ou bien

Petit lait........................ } 42 grammes. ā ā
Eau d'orge...................... }
Sucre de lait.. 14   —

1 cuillerée à café de jus de viande crue réussit parfois quand toute autre nourriture est rejetée.

Il y a lieu de reprendre l'alimentation lactée dès que l'enfant la supporte.

Ashby et Wright recommandent la *farine de Budert* pendant les premières semaines quand l'enfant ne digère pas le lait de vache.

On mélange 4 parties de crème avec 12 parties d'eau chaude et on ajoute 1/2 partie de sucre de lait. Ce mélange contient 1 0/0 de caséine, 2.5 0/0 de graisse et 3.8 0/0 de sucre. A mesure que l'enfant grandit on ajoute du lait jusqu'à parties égales. Les enfants digèrent très bien la crème.

Voici une modification due à *Meig* : faire une solution de sucre de lait à 15 0/0, que l'on conserve dans un endroit frais. Pour chaque repas, mélanger 30 grammes de crème, 15 grammes de lait de vache, 30 grammes d'eau de chaux et 40 grammes de solution de sucre de lait.

Le petit lait est un aliment qui ne saurait être trop recommandé. Battu avec un peu de blanc d'œuf il constitue un mélange très nourrissant.

L'eau de farine d'avoine préparée en faisant bouillir pendant quatre heures deux cuillerées de farine dans un demi-litre d'eau et en passant sur une mousseline constitue une bonne nourriture mélangée au lait peptonisé ou à la crème. La nourriture contenant des farineux ou du lait peut subir une prédigestion partielle de la façon suivante.

Gelée d'orge..................... 10 grammes.
Sucre de lait.................... 10   —
Lait chaud...................... 250   —

Ajouter 0 gr. 25 d'extrait de pancréatine et 0 gr. 40 de bicarbonate de soude et conserver chaud une demi-heure avant de le donner à manger.

A partir du 12ᵉ mois la nourriture varie beaucoup moins chaque mois.

Régime du 12ᵉ au 18ᵉ mois (5 repas).

1ᵉʳ *repas.* 2 h. du matin ; une tranche mince de pain rassis, brisé et trempé dans 225 c. c. de lait frais.

2ᵉ *repas.* 10 h. du matin ; 150 c. c. de lait avec un biscuit à la cuiller ou une tartine beurrée mince.

3ᵉ *repas.* 2 h. après midi. 150 c. c. de bouillon de bœuf avec une tartine de pain. Une bonne cuillerée à bouche de riz au lait.

4ᵉ *repas.* 6 h. du soir ; comme le 1ᵉʳ repas.

5ᵉ *repas.* Une cuillerée de farine de Mellin avec un petit bol de lait.

On peut alterner avec le régime suivant :

1ᵉʳ *repas.* Un jaune d'œuf légèrement bouilli avec un peu de mie de pain. Une tasse de lait.

2ᵉ *repas.* Une tasse de lait avec une tartine très mince de pain beurré.

3ᵉ *repas.* Une pomme de terre bouillie passée, bien imbibée avec 4 cuillerées à bouche de thé de bœuf. 2 cuillerées de crème sucrée aux œufs.

4ᵉ *repas.* 6 h. soir. Une tasse de lait avec du pain trempé.

5ᵉ *repas.* 10 h. du soir, comme le 2ᵉ.

Le 5ᵉ repas n'est pas toujours nécessaire et il ne faut pas réveiller l'enfant s'il dort. On peut, dans ce cas, lui garder une tasse de lait chaud pour la nuit.

Régime du 18ᵉ mois à 2 ans et demi.

1ᵉʳ *repas.* 7 h. du matin ; une tasse de lait, 1 jaune d'œuf peu cuit, 2 tartines minces de pain beurré.

2ᵉ *repas.* 11 h. matin ; 1 tasse de lait avec un biscuit à la cuiller.

3ᵉ *repas.* 2 h. soir ; 1 tasse de thé de bœuf ou de bouillon de veau ou de poulet, une mince tranche de pain rassis. Une soucoupe de gâteau au riz et au lait.

4ᵉ *repas.* 6 h. 1/2 ; 1 tasse de lait avec du pain et du beurre.

Autre régime.

1ᵉʳ *repas.* 2 cuillerées à bouche de farine d'avoine très cuite (bouillie) ou de gruau, avec du sucre et de la crème. 1 tasse de lait.

2ᵉ *repas.* 11 h. 1 tasse de lait, avec un biscuit à la cuiller.

3ᵉ *repas.* 2 h. soir ; 1 cuillerée à bouche de mouton cuit saignant haché fin ; pain et beurre ou bien une pomme de terre écrasée, bien imbibée de jus de viande, un peu de crème aux œufs.

4ᵉ *repas.* 6 h. 1/2 ; une tasse de lait, un peu de pain au lait tendre, ou tartine de pain beurrée.

Si ces régimes déplaisent revenir au régime lacté exclusif ou lait mélangé à la farine lactée, — ces tableaux ne sont que des moyennes : certains enfants ne prennent que du lait jusqu'à deux ans et demi. S'ils profitent ainsi et se portent bien, il n'y a pas lieu de modifier ce régime. Il ne faut pas oublier que les enfants ont parfois besoin, quoique jeunes, de boire un peu d'eau. Il faut leur donner de l'eau bouillie aérée, pas trop froide.

La plus stricte propreté doit présider à l'alimentation des enfants. Toute la vaisselle sera lavée à l'eau bouillante, après chaque dîner. Chaque repas sera préparé à part et non pris dans une réserve. La température de la nourriture sera de 30 à 35°.

Régime des enfants de 2 ans et demi à 3 ans et demi.

(Enfants ayant percé leurs dents).

1ᵉʳ *repas.* 7 h. ; 1 bol de lait ou bouillie de farine d'avoine ou de gruau bien cuite, 1 tartine beurrée.

2ᵉ *repas.* 11 h. (si l'enfant a faim) ; 1 tasse de lait ou de bouillon avec un biscuit.

3ᵉ *repas.* 2 h.; une tranche de roastbeef ou de mouton saignant ou un peu de poulet haché fin ; une pomme de terre bien écrasée à la fourchette et imbibée de jus de viande ; une tartine de pain beurré ; un peu de crème sucrée aux œufs, ou bien de gâteau au riz et au lait.

4ᵉ *repas.* 7 h. ; un bol de lait avec 1 ou 2 tranches de pain bien trempé.

Avoir soin que l'enfant mange doucement et mâche bien.

Voici une liste des aliments permis :

Déjeuner.

Tous les jours.	1 Plat seulement chaque jour.
Lait.	Poisson frais.
Bouillie d'avoine.	OEufs à la coque.
Pain beurré.	Hachis de volaille.
	Rognons.
	Foie.

Un peu de fruits bien sains et bien mûrs de temps en temps et en petite quantité.

Dîner.

Bouillon.	Pommes de terre, pois, haricots,
Viande grillée ou rôtie, hachée.	céleri (en purée).
Pain beurré.	Choux-fleurs, épinards.
Gâteaux au lait et crèmes lé-gères.	Macaroni.

Souper.

Lait, brioche ou pain beurré ; fruits cuits.

En ce qui concerne la quantité si l'enfant mange doucement et mâche bien il y a lieu de le laisser manger à son aise. Eviter la friture et les aliments épicés. Le sel est permis. Comme boisson, eau bouillie, aérée, pure. Pour les enfants délicats, un peu de bière ou de vin coupé d'eau de temps en temps.

Régime alimentaire des enfants de 3 à 15 ans.

Les enfants mangent relativement plus que les adultes par rapport au poids du corps. Un adulte consommant en moyenne de 5 à 10 unités nutritives par kilogramme de poids du corps, l'enfant absorbera de 20 à 25 unités par kilogramme. La proportion d'albuminoïdes par rapport aux autres matières nutritives devra être également plus élevée.

Voici d'après Camerer (1) le bilan des entrées et des sorties chez 5 enfants de 2 à 11 ans.

	ENFANTS	AGE	POIDS	NOURRITURE						RAPPORT des aliments végétaux aux animaux
				Lait	Pain	Soupe au riz	Viande	Œuf	Eau et vin	
			Kg							
1	Fille......	2	10.8	54.7	4.1	18.4	4.7	6.2	9.7	0.35
2	Fille......	4	13.3	55.3	4.9	21.8	4.0	5.1	8.1	0.41
3	Garçon...	6	18.0	31.6	15.2	19.9	7.5	4.1	20.3	0.81
4	Fille......	9	22.7	32.9	12.4	29.5	5.8	3.7	14.3	0.99
5	Fille......	12	23.4	31.9	18.2	24.6	5.6	3.6	14.6	1.04

Ces quantités correspondent aux chiffres suivants :

	AGE	POIDS	Nourriture totale ingérée				RAPPORT des matières azotées aux non azotées	EXCRETA			
			Matière sèche	Matière azotée	Matière grasse	Hydr. carb.		FÈCES		URINE	
								frais	secs	carbone	urée
		gr.									
1	2	1185	14.7	47.1	43.3	95.9	4.3	62	20.6	641	12.1
2	4	1203	19.7	44.8	41.5	102.7	4.6	101	24.6	619	11.1
3	6	1510	31.1	63.7	45.8	197.3	4.9	134	20.7	729	14.6
4	9	1660	32.8	61.3	47.0	207.7	5.3	1.7	24.7	1034	14.9
5	11	1690	39.7	67.5	45.7	208.6	5.5	128	20.9	989	15.1

Au point de vue de l'utilisation par la digestion, on a les chiffres suivants pour 100 parties ingérées.

	ENFANTS				
	1	2	3	4	5
Résidu sec non digéré %...	5.7	6.0	8.3	5.0	5.8
Résidu azoté non digéré %..	10.6	8.3	10 5	18.1	16.8
Azote dans les urines %.....	82.7	86.1	81.4	85.2	74.4

(1) *Zeitsch. f. Biol.* 1880, p. 24.

Voit, après avoir étudié la nourriture d'enfants de 6 à 15 ans dans un orphelinat de Munich, arrive aux chiffres moyens suivants pour la ration journalière ($\frac{MA}{MNA}$ rapport des aliments azotés aux non azotés).

Albumine 79 gr. — Graisse 37 gr. — Hydrate de carbone 247. — Rapport $\frac{1}{40}$.

Le tableau suivant donne une moyenne pour des enfants de 6 à 17 ans.

	Albumine	Graisse.	Hydrates de carbone.
170 gr. viande crue.....	30.0	17.0	—
300 — pain.............	19.5	1.0	150
180 — pommes de terre.	3.0	0.3	36
15 — beurre et graisse	—	14.0	—
250 — lait.............	8.5	9.0	12
100 — farine pour soupes	10.0	1.0	74
180 — légumes divers..	7.0	1.0	9
Total.............	78.0	43.3	281

Il y a lieu d'ajouter à cela du thé, café ou eau, ne chiffrant pas comme poids en matière sèche mais qui sont utiles en quantités modérées. On peut donner également les deux menus suivants correspondant aux mêmes quantités de matières nutritives.

100 gr. viande crue.	100 gr. œufs (2 œufs).
25 — fromage.	100 — pois ou haricots.
300 — pain.	250 — pain.
180 — pommes de terre.	180 — pommes de terre.
20 — graisse et beurre.	25 — graisse ou beurre.
250 — lait.	100 — farine pour soupe.
100 — farine pour soupes.	180 — légumes.
180 — légumes.	150 — lait.
	150 — bière.

Tous ces chiffres sont des moyennes trop élevées pour les plus jeunes enfants, trop faibles pour les plus âgés.

Régime des Lycées (garçons), par Germain Sée (1).

Poids de viande cuite, parée, dégraissée et désossée :

Pour les élèves (extra-grands) mathématiques spéciales, philosophie, rhétorique : 100 grammes par repas.

Dans les grands élèves de la seconde et de la troisième : 85 grammes.

La série des élèves moyens reçoit 70 grammes.

La quatrième série ou des petits (sixième et au-dessous) prend 50 grammes par repas.

3 fois par semaine, le dimanche, le mardi et le jeudi, le repas de midi comporte 2 plats de viande ce qui fait 134 grammes pour les extra-grands, 112 pour les grands, 94 pour les moyens, et 84 pour les petits.

Régime des Lycées (filles), par Germain Sée.

Tous les jours un déjeûner de café au lait ou de chocolat ; quatre jours du gigot rôti ou en ragoût, ou du porc rôti ou du beefsteack et deux jours par semaine du bœuf naturel. Comme deuxième plat de viande, du veau ou du jambon ; comme supplément, des sardines, du saucisson. Les haricots, la pâtisserie, le riz, le macaroni, le fromage, complètent le repas ; même le vendredi la jeune fille trouve de quoi se nourrir avec le poisson frais, les œufs, le macaroni, le fromage.

Alimentation du soldat.

L'alimentation du soldat n'est qu'un cas particulier de l'alimentation des adultes.

Il y a à considérer 3 rations suivant l'effort fourni :

      1° Ration en temps de paix ;

      2° Ration en manœuvres ;

      3° Ration en campagne.

Nous donnons ci-dessous les régimes des différentes armées

---

(1) G. Sée, *l. c.* p. 215.

calculés en éléments nutritifs et comparés à la ration-type établie par Moleschott.

	Albumine.	Graisse.	H. carbon.	Prix.	Viande poids brut.	Pain.
Ration type.........	130	84	404	—	—	—
Armée française.						
Rat. en temps de paix	130	29	542	0f 45	300g	1000
Ration de campagne.	139	31	574	0 51	312	1000
Alimentat. au biscuit	168	31	574	0 55	312	750 (1)
Marine française.....	136	44	478	0 49	330	750 (1)
Armée allemande.						
Ration de paix......	107	22	489	0 36	150	750
Ration de manœuvre.	135	27	533	0 48	250	750
Ration de campagne	133	35	471	0 67	375	750
Armée autrichienne.						
Ration de paix.......	100	51	474	0 42	187	900
Ration de guerre....	146	47	645	—	280	900
Armée italienne.						
Ration de paix.......	113	38	613	0 50	200	918
Ration de guerre....	127	45	613	0 60	300	918
Armée anglaise.						
Ration de paix.......	108	84	404	0 63	340	680
Armée russe.	160	30	700	—	—	—

Ration alimentaire en temps de paix. — En garnison, la ration alimentaire du soldat français, dont le taux est calculé sur sa teneur en principes albuminoïdes et hydro-carbonés assimilables, comprend deux parties : 1° une partie fixe, composée de la manière suivante :

Viande (300 gr.). désossée......	180 gr. environ.
Pain de munition............	750 grammes
ou Biscuit.................	500 —
Sucre-café.................	2 gr 50

(1) Biscuit.

Cette partie de l'alimentation est fournie, par l'Etat, en nature ou en indemnité représentative.

2° Une autre partie, très variable suivant les ressources des *ordinaires*, les localités, etc., comprend essentiellement :

Pain de soupe.................	250 grammes.
Légumes frais.................	100
Légumes secs.................	100 —
Sucre-café...................	3 à 7 gr. environ.
Graisse, sel, poivre, etc.	

A peine est-il besoin de mentionner les allocations extraordinaires de vin ou eau-de-vie, accordées à l'occasion des grandes fêtes, revues, inspections générales, etc.

Cette deuxième partie de la ration alimentaire est assurée au moyen des versements journaliers (23 centimes) faits, par les hommes à la *masse de l'ordinaire*.

Il n'y a pas longtemps encore, la ration alimentaire du soldat français était considérée généralement comme insuffisante, moins par sa composition intrinsèque que parce que, étant mal préparée, elle n'était pas intégralement consommée. L'éternelle soupe de bœuf, servie journellement, et à peine entrecoupée, deux fois par semaine, par un non-moins monotone « rata » de pommes de terre ou de haricots, ne tardait pas à fatiguer les estomacs les plus complaisants, et les hommes bientôt ne mangeaient plus.

Si, maintenant, l'alimentation du soldat se trouve suffisante pour la moyenne des rationnaires, c'est parce qu'elle est variée. Cette question de la variété du régime, depuis si longtemps à l'ordre du jour, a fait, en ces dernières années, un grand pas. Les menus affichés dans les cuisines des casernes témoignent des progrès accomplis; et si, d'autre part, on considère que des réfectoires séparés et souvent confortables sont installés presque partout, que la gamelle individuelle a été remplacée par un jeu complet de vaisselle, que les repas se trouvent réglés avec soin et propreté, on aura une idée de la manière dont nos soldats sont maintenant nourris.

Les Allemands, qui nous avaient précédés dans cette voie, donnent à leurs hommes une alimentation moins variée que la nôtre. Leurs soldats font trois repas par jour : le matin, ils ont du café ou du café au lait; à midi, ils ont leur grand repas ; et le soir, à sept heures, ils collationnent, suivant les ressources laissées par les économies de la journée. Ils « touchent » 166 à 260 grammes de viande; leur pain de munition est fait de farine de seigle.

Ration alimentaire en campagne. — La ration de guerre qui, il y a quelques années encore, ne différait pas sensiblement de celle du temps de paix, comprend : 1° la *ration normale* de campagne (marches ordinaires, séjours dans les cantonnements, etc.) ; 2° *la ration forte* de campagne (marches forcées, combats, travaux spéciaux, etc). Les Allemands ont trois rations : ration de garnison, ration de manœuvre, rations de guerre.

Ces trois rations sont composées comme suit :

RATION DE PAIX	RATION DE MANŒUVRES	RATION DE CAMPAGNE
750 gr. pain (+ 25 gr. sel).	750 gr. pain (+ 25 gr. sel).	750 gr. pain, ou
		500 — biscuit (+ 25 gr. sel)
150 — viande crue.	250 — viande.	375-400 gr. viande fraiche, ou
		250 gr. viande fumée,
avec	avec	avec
90 — de riz, ou	120 — riz, ou	125 — riz, ou
120 — farineux, ou	300 — farineux, ou	250 — pois, haricots, len-
250 — lentilles, haricots,	300 — lentilles, etc. ou	tilles. ou
pois secs, ou		250 — farine. ou
1500 — pommes de terre.	2000 — pommes de terre.	1500 — pommes de terre.

C'est absolument rationnel. Le taux de la viande, pour notre ration normale de guerre, est de 400 grammes, au lieu de 200 et 500 grammes pour la ration forte. Il est alloué, dans les deux cas, 30 grammes de graisse.

Voici, du reste, quelle est la composition exacte des rations de campagne :

		RATION NORMALE		RATION FORTE
Vivres-pain.	Pain	750 gr.		Les mêmes.
	ou Pain biscuité	700 —		
	ou Biscuit	600 —		
Vivres-viande	Viande fraiche	400 —	......	500 gr.
	ou Lard salé	240 —	......	300 —
	ou Conserves de viande.	200 —	......	250 —
Légumes.	Secs ou Riz	60 —	......	100 —
	ou Pommes de terre ...	450 —	......	750 —
Petits-vivres.	Saindoux	30 —		Les mêmes.
	Sel	16 —		
	Sucre	22 —		
	Café	16 —		

Ration de secours. — On a proposé différents mélanges destinés à assurer la nourriture du soldat en campagne sous un faible volume et un faible poids.

Si l'on considère qu'il faut, par jour, 145 grammes d'albumine, 100 grammes de matière grasse et 500 grammes d'hydrates de carbone et que les vivres pressés et séchés contiennent au minimum 10 0/0 d'eau, on n'aura pas une portion pesant moins de 7 à 800 grammes, soit 2 kilogrammes à 2 kil. 500 pour trois jours ; le poids des vivres ordinaires pour trois jours étant d'environ 3 kil. 500, il est utile de préparer ces vivres sous forme de mélange, destiné à être cuit si l'on ne veut pas s'exposer à les voir manger avant le moment opportun.

On a proposé différents mélanges de viande, légumes et biscuits. Voici la composition d'un biscuit à la viande employé dans l'armée allemande.

Eau 10.02, Mat. azotées 17.37, Graisse 8.97, Hydr. carb. 59.61

Pendant la campagne de 1870 les troupes allemandes recevaient :

		ALBUMINE	GRAISSE	HYD. de CARBONE
Pain	750	48	4	345
Viande	500	100	15	»
Lard	250	11	190	55
Bière	1000	5	»	»
		164	209	400

Cette nourriture parait supérieure aux moyennes indiquées ci-dessus, principalement en ce qui concerne la matière grasse.

Régime des prisons.

Il y a lieu, pour les prisonniers, de considérer plusieurs facteurs importants qui sont : le mode d'internement, le travail fourni, la durée de la peine à subir.

La commission anglaise des prisons divise les détenus en 4 classes, d'après la durée de la peine.

1° de 1 à 7 jours do prison ;
2° de 7 à 30 jours ;
3° de 1 à 4 mois;
4° plus de 4 mois.

CLASSE N° 1.

Hommes ou femmes (travail forcé ou non).

Matières azotées.......	57$^{gr.}$		
Hydrates de carbone...	340	soit	7.5 d'azote.
Graisse.	19		210.9 de carbone.
Substances minérales...	21		

CLASSE N° 2.

(a)   *Hommes sans travail forcé et femmes.*

Matières azotées........	63.2		
Hydrates de carbone....	336.5	soit	9.6 d'azote.
Graisse................	19.0		211.5 de carbone.
Substances minérales...	30.9		

(b)   *Hommes au travail forcé.*

Matières azotées.......	70.8		
Hydrates de carbone....	385.5	soit	10.75 d'azote.
Matières grasses........	21.0		241.25 de carbone.
Substances minérales...	32.3		

CLASSE N° 3.

(a) *Hommes sans travail forcé et femmes.*

Matières azotées........ 85.0
Hydrates de carbone.... 40.60 soit 12.4 d'azote.
Matières grasses....... 24.6 256.2 de carbone.
Substances minérales... 35.1

(b) *Hommes au travail forcé.*

Matières azotées........ 92.7
Hydrates de carbone.... 472.0 soit 13.7 d'azote.
Matières grasses....... 27.9 295.0 de carbone.
Substances minérales... 39.1

CLASSE N° 4.

(a) *Hommes sans travail forcé et femmes.*

Matières azotées........ 91.5
Hydrates de carbone.... 440.0 soit 14.0 d'azote.
Matières grasses....... 28.35 279.0 de carbone.
Substances minérales... 36.0

(b) *Hommes au travail forcé.*

Matières azotées........ 116.0
Hydrates de carbone.... 572.0
Matières grasses....... 37.0
Substances minérales... 44.0

Le régime de la classe n° 1 se rapproche sensiblement de la ration d'entretien minima.

Voici les autres régimes comparés à la ration minima d'entretien de Playfair et à la ration type de l'homme de Moleschott.

	RATION minima	RATION moyenne	CLASSE II	CLASSE III	CLASSE IV
Matières azotées......	57	130	63.2	92.7	116.0
Hydrates de carbone..	340	404	336.5	472.0	572.0
Matières grasses......	14	84	19.0	27.9	37.0
Eléments minéraux....	14	30	30.9	37.1	44.0

La moyenne des régimes pénitentiaires allemands a donné les chiffres suivants :

Mat. azotées, 108; mat. grasses, 26 ; hydr. de carbone, 551

La moyenne pour un adulte au travail moyen étant :

Mat. azotées, 118; mat. grasses, 56; hydr. de carbone, 500.

Régime des femmes

Deux cas sont à considérer, la grossesse et la lactation.

En dehors de ces états particuliers il n'existe aucune différence dans les régimes alimentaires par rapport à ceux indiqués pour l'homme en général.

Grossesse. — Les albuminates doivent prédominer dans le régime de la femme enceinte. Les graisses et les hydrates de carbone s'annexant difficilement à l'organisme infantile, leur usage ne devra pas être augmenté.

Lactation. — Dans 800 grammes de lait de femme que prend approximativement l'enfant de cinq mois il se trouve : 20 grammes d'albuminoïdes (le quart de la ration normale d'une femme sédentaire), 31 grammes de graisse, 48 grammes de sucre au lieu de 300 grammes d'hydrate de carbone que la femme consomme dans l'état normal. Il ressort de là l'utilité d'une ration alimentaire plus considérable.

Le régime interne des albuminoïdes est ici encore tout indiqué ; les graisses et les fécules ayant peu d'action. Il est inutile de faire un usage abusif du vin, de la bière ou du cidre, il faut conserver comme quantité et qualité les boissons ordinaires (1).

Régime des Vieillards

Humphry dans son rapport sur les centenaires au Comité de l'Association Médicale Britannique (1887) dit qu'en général les

(1) G. Sée *l. c.* p. 225.

personnes âgées apportent une grande modération dans l'alimentation et la boisson. La majorité des centenaires observés
étaient de petits mangeurs prenant surtout peu de nourriture
animale.

Sur 37, 3 n'en prennent pas du tout, 4 très peu, 20 peu, 10 d'une
façon modérée et 1 seul beaucoup. Il mentionne les quantités
exactes dans 9 cas :

1 en prenait 450 grammes ;
1 en prenait 175 ; *pro die* ;
1 en prenait 140 ;
6 en prenaient 115 ;
Les boissons alcooliques étaient prises avec une grande modération.
15 s'en étaient abstenus toute leur vie ou en partie ;
22 n'en avaient pris que peu, dont 2 très peu ;
10 en quantité modérée ;
Et ceux qui en avaient pris pendant leur jeunesse n'en prenaient
plus dans leur vieillesse.
La sobriété semble donc la règle.
Dans Burney-Yeo (1), on trouve les règles du régime approprié
au tempérament des vieillards.

Les mets les plus appropriés sont les suivants :

Aliments d'origine animale. — Poulet tendre et autres
viandes tendres : ris de veau, poule au pot, poissons blancs,
tels que sole, merlan, éperlan, carrelet, de préférence bouillis,
— œufs peu cuits ou bouillis avec du lait. — Soupes nour-
rissantes : purée de volaille, purée de poisson — beefsteak,
bouillon de veau ou de mouton. — Lait sous toutes ses
formes lorsqu'il est bien digéré. — Ajouter au lait de l'eau de
Vichy tiède, pour aider la digestion.

Aliments d'origine végétale. — Bouillies de pain ou de lait
faites avec du pain rassis bien passées. —Bouillies à la farine
d'avoine—gâteaux à la semoule, au tapioca, sagou, arrow-root,
macaroni avec du lait et des œufs aromatisés avec des épices
chaudes, ou entourés de gelées ou de jus de fruits. — Pain rassis et beurre. —Biscottes trempées dans le thé ou dans le lait.

(1) Page 325, *l. c.*

— Aliments artificiels, (peptone, poudre de viande), les ferments digestifs manquant souvent dans l'âge avancé.

Faire bien cuire les farineux. Purées de légumes, (pommes de terre, carottes, épinards). — Légumes verts, (céléri; oignons d'Espagne au jus), — Fruits cuits, gelée de fruits et pulpe de fruits cuits bien mûrs. — Condiments. (Caviar; harengs fumés ou salés).

Le sucre de lait est préférable au sucre de canne.

La crème mélangée avec P-E d'eau chaude et quelques gouttes de sel volatil (X par 30 grammes) rend quelques services quand elle est digérée.

TROISIÈME PARTIE

RÉGIMES ALIMENTAIRES

DANS LES MALADIES

RÉGIME FORTIFIANT

RÉGIME DE M. HAYEM (1).

L'augmentation de la ration alimentaire doit porter principalement sur les matières albuminoïdes.

Les matières albuminoïdes devront être administrées sous forme de viande crue en partie, et d'autre part sous forme de viandes de boucherie de digestion facile (veau excepté), préparées simplement, sans sauces; poissons à chair maigre; gibier frais; volaille; œufs à la coque.

Comme boisson, on donnera de préférence le lait ou le vin vieux de Bordeaux, coupé de moitié d'eau au moins.

Viande crue............	150 à 200 gr.
Viande cuite............	150 à 200 --
Poisson.................	60 à 100 —
Exemple de rations. OEufs..................	50 à 100
Légumes secs...........	150
Légumes verts et fruits.	150
Pain...................	500 à 600
Lait...................	1000 cent.

Diviser en trois repas.

Régime de M. G. Sée (2).

Le régime fortifiant doit viser la formation ou la reconstitution du sang, l'intensité des mutations moléculaires et par là même l'activité des fonctions de l'organisme.

En tête de la liste se trouvent les *albuminoïdes* du règne animal dont les trois types sont l'albumine de l'œuf, la fibrine ou myosine de la chair musculaire, la fibrine du sang, la

---

(1) Hayem. 2ᵉ série : *Leçons de thérap.*, p. 185. Paris, 1890.
(2) G. Sée, *l. c.*, p. 247.

caséine du lait ; à côté de ces espèces chimiques se trouvent l'albumine végétale, la fibrine des plantes ou gluten, la caséine et la légumine, qui sont identiques, comme composition, avec leurs homologues d'origine animale, identiques aussi comme effets nutritifs.

La viande domine toute la série des corroborants. La viande rôtie doit céder le pas à la viande raclée ou râpée, crue ou légèrement grillée, réduite à son plus petit volume et surtout débarrassée des tendons, des aponévroses, de la graisse.

Au roastbeef on est souvent obligé de substituer la viande rôtie de mouton ou la chair du porc, ou le gibier.

Les chairs de veau et de volaille qui constituent la base du *régime blanc* sont inférieures aux précédentes.

Le lait, dont il ne faut pas abuser, le fromage, les œufs sont très reconstituants.

La *graisse* est indispensable à la reconstitution de l'organisme.

La *fécule*, d'une digestion facile, les légumes secs dépouillés de leur écorce, le *pain* doivent également entrer dans la composition du régime.

Boissons. — Parmi les boissons fortifiantes, ce sont les vins rouges de Bordeaux, de Bourgogne et du Beaujolais qui tiennent le premier rang, en raison du tannin qu'ils contiennent. L'alcool qu'ils renferment vient ici en seconde ligne, les vins appelés généreux ne sont pas toujours aussi les plus fortifiants.

RÉGIME DES FIÉVREUX

Le rôle de l'alimentation dans le régime des fiévreux sera des plus limité, puisque les substances liquides seules et chargées de sels pourront pénétrer dans l'organisme à l'exclusion des substances grasses et albuminoïdes.

Le *lait, les bouillons, les œufs* sont donc indiqués.

Le *lait*, pour peu que l'estomac soit troublé dans ses fonctions se digère mal, se prend en caillots dans l'estomac. Le café au lait fait parfois exception.

Les *œufs* doivent être à peine cuits et délayés dans du bouillon.

Le bouillon agit bien généralement de par sa teneur en principes salins. On peut y introduire de la viande râpée, dégraissée, passée au tamis, à la dose de 20 à 30 grammes par tasse de bouillon, des peptones.

Les *gelées*, bien que n'ayant par elles-mêmes aucune valeur nutritive, bien supportées et bien digérées sont des moyens d'épargne.

Les *fécules*, sous forme de pâtes ajoutées au bouillon, sont également des moyens d'épargne pour l'organisme;

Le *sucre* peut rendre aussi de signalés services.

En résumé le meilleur régime des fébricitants se composera de bouillon, surtout de bouillons concentrés et gélatineux de veau, ou bien de bouillon de bœuf additionné de gelée, de consommés à l'œuf, de la viande râpée, légèrement grillée et mêlée au bouillon.

Les tisanes aromatiques, les décoctions légères de riz ou d'orge, du lait délayé, les boissons théiques et les infusions en général, l'eau vineuse, l'eau alcoolisée seraient le plus généralement employées (G. Sée).

RÉGIME DE LA FIÈVRE TYPHOIDE

Par M. Albert Robin

Dès que les températures du soir et du matin sont tombées au dessous de 38°, donner chaque jour deux potages au tapioca ou à la semoule ou encore une panade. Au bout de deux jours si les décharges urinaires d'urée ou d'albuminate, sont terminées, ajouter à la soupe un œuf sans pain et un peu de gelée de viande. Le quatrième jour, augmenter la quantité de gelée ou de jus de viande et donner en plus 3 à 6 petites huîtres et quelques pruneaux très cuits à titre de dessert. Le cinquième jour permettre du poisson léger comme le merlan et une pomme cuite dont le convalescent se gardera bien de manger les pépins. Enfin, du sixième au huitième jour, autoriser la côtelette, cet objet d'ambition pour l'affamé qui relève de la fièvre typhoïde. Aux repas, du vin de Bordeaux, de Bourgogne coupé avec des eaux gazeuses ; entre les repas du lait.

RÉGIME DES CONVALESCENTS

Régime de M. G. Sée (1).

L'alimentation doit être restreinte jusqu'à ce que les organes digestifs aient repris leur activité fonctionnelle; aussi au début de la convalescence la qualité et la quantité de nourriture doivent s'adapter aux états morbides qui viennent de finir et plus encore à la réintégration du pouvoir digestif. Or cette fonction se rétablit tantôt lentement et se traduit par un manque d'appétit, tantôt elle se révèle par une faim vorace. Si bien qu'il faut protéger le malade contre les fautes du régime.

Il est bon pour marquer la transition de commencer par des mets farineux ou lactés demi consistants et de ne permettre la viande que préalablement hachée ou le jambon découpé en tranches minces.

Si l'inappétence persiste il est utile de stimuler les fonctions par des condiments qui relèvent le goût ou par des aliments froids ou même par des viandes fragmentées froides, préparées à l'huile ou au vinaigre.

Dans tous les cas il faudra procéder graduellement.

Pour arriver à un résultat effectif la nourriture doit se composer à la fois d'albuminates et d'hydrates de carbone, ceux-ci devant couvrir la perte préalable de la graisse, ceux-là devant dépasser légèrement le bilan de l'équilibre nutritif.

Le meilleur moyen c'est l'usage de la viande crue.

(1) G. Sée, *l. c.* p. 389.

Hôpital Charing Cross.

N° 1. — Lait 1800 cc., thé de bœuf 500 cc.

N° 2. — Pain 250 gr., beurre 30 gr., bouillon 500 gr., lait 400 cc., crème au lait.

N° 3. — Pain 360 gr., beurre 30 gr., viande 20 gr., pommes de terre 225 gr., lait 500 cc., pudding au lait.

N° 4. — Pain 360 gr., beurre 30 gr., viande 175 gr., pommes de terre 225 gr., lait 225 cc., pudding au lait.

Hôpital royal libre.

N° 1. — Pain 240 gr., thé de bœuf 225, tisane 550 cc., café 350 cc., lait 120 cc.

N° 2. — Pain 360 gr., soupe 500 cc. (avec riz bouilli 80 gr.), tisane 500 cc., café 700, lait 120.

N° 3. — Pain 360 gr., viande (non cuite) 240 pour les hommes et 180 pour les femmes, pommes de terre 225, tisane 500 cc., café 700, lait 120.

Voici les tableaux complets des régimes de trois hôpitaux anglais.

Hôpital de Londres.

Régime d'admission (pour tous les entrants, sauf ordonnance). — Pain 360 gr., lait 1,000 cc., bouillon 500.

Enfants. — Pain 240 gr., lait 500 cc., bouillon 250.

Régime plein. — Pain 360 gr., pommes de terre 240, viande 180, bière ou lait 500 cc.

Régime moyen. — Pain 360 gr., pommes de terre 240, viande 120, lait ou bière 225 cc.

Fiévreux. — Lait 1,000 cc., bouillon 500.

Régime des enfants. — Pain 240 gr., pommes de terre 180, viande 60.

Régime hydrocarboné. — Pain 360 gr., lard gras 120, lait 225 cc., pudding (arrow-root 30 gr., 2 jaunes d'œuf, lait 225 cc.).

Régime des diabétiques. — Pain de gluten 120 gr., viande 180, cresson, gâteaux au pain de gluten (1).

Régime spécial. — Côtelette de mouton ou beefsteak 240 gr. cru, ou poisson, 300 gr. cru, avec beurre chaque soir, pain 350 gr.,

____

(1) Faire tremper pendant une heure 30 gr. de pain de gluten dans 225 cc. de lait, battre avec un œuf, ajouter 30 gr. de farine de gluten, mettre dans un moule et faire cuire.

pommes de terre, 240 et lait ou bière 225 (Le bouillon est fait avec 250 gr. de viande par 250 d'eau.

HOPITAL DES ENFANTS

Régime lacté. — Pain, 180 gr. (avec beurre), lait 1 litre. Riz au lait ou autre gâteau au lait.

Régime au bouillon. — 220 gr. de pain avec beurre, 600 de lait. Bouillon de mouton fait avec des légumes 225.

Régime au thé de bœuf. — Pain, 150 (avec beurre). Lait 700. Thé de bœuf, 360.

Régime au poisson. — Pain 240 avec du beurre ou de la mélasse ou graisse de rôti. Lait 500, ou bien lait 225, chocolat, 225. Sole bouillie, 80 gr. Purée de pommes, 90 gr.

Régime carné. — Pain 200 avec beurre, graisse de rôti ou mélasse. Lait 500, ou bien lait 225, et chocolat 225. Viande 80 gr. Purée de pommes, 120 gr.

HOPITAL DES FIÉVREUX.

Diète. — Pain, 180, lait, 225, tisane, 500, sucre, 7 gr.

Beef tea régime. — Pain 120, lait 500, bouillon 500.

Régime moyen. — *Hommes.* — Pain 500, lait 500, bouillon 500, riz ou pain (pour pudding) 60 gr., 1 œuf pour pudding, sucre pour pudding 15 gr. *Femmes,* le même régime avec 60 gr. de pain en moins.

Régime au poisson. — *Hommes.* — Pain 360, poisson (sole, morue, haddock, carlet) non cuit 240 gr., pommes de terre 240, cacao 30 gr., sucre 15 gr., lait 80 gr.

Femmes. — 60 gr. de pain en moins.

Régime complet. — *Hommes.* — Pain, 480 gr., viande (crue et désossée) 360 gr., pommes de terre 360 gr., cacao 50 gr., sucre 15 gr. lait 120, bière 500. — *Femmes,* 120 gr. de pain en moins, 60 gr. de viande en moins, bière 225.

TRAITEMENT ALIMENTAIRE DES CHLOROTIQUES

Généralement négligé dans la pratique médicale, son importance est devenue de beaucoup plus considérable dans ces derniers temps.

Comme le disait déjà M. G. Sée, le chlorotique vit sans fer

par l'usage de la viande crue à 400 grammes par jour et un régime fortifiant et varié.

Bunge, le célèbre physiologiste qui depuis longtemps s'est occupé de cette question a, tout dernièrement, au Congrès de Munich, appelé l'attention médicale sur elle et de la discussion qui s'en est suivie il ressort que si le fer joue ce rôle important dans le traitement de la chlorose, l'alimentation doit y tenir une grande place.

Pour juger convenablement l'emploi des ferrugineux dans la chlorose et les anémies (1), il envisage tout d'abord cette question au point de vue physiologique.

La quantité de fer que renferme notre organisme n'est pas considérable et ne dépasse pas 2 à 3 gr. 1/2 chez l'adulte. Le fer se trouve principalement dans l'hémoglobine. Mais d'où vient l'hémoglobine? Cette substance n'existe pas dans les aliments des animaux, si ce n'est dans les aliments des carnivores qui se nourrissent de vertébrés. La question de savoir si c'est de cette hémoglobine que vient l'hémoglobine du sang est fort discutable. On ne sait même pas si le fer est assimilable; en tout cas la plupart des animaux forment l'hémoglobine avec des combinaisons du fer autres que l'hémoglobine.

Quelles sont donc les combinaisons de fer?

L'hypothèse de la formation synthétique de l'hémoglobine aux dépens du fer s'appuie principalement sur les bons effets que donne la médication martiale dans le traitement de la chlorose. Mais cette conclusion est, en somme, erronée, puisque les recherches récentes ont montré que le fer n'était presque pas résorbé, du moins le fer dans ses combinaisons inorganiques.

Si cette conclusion, qui découle des travaux de Kletnzislly, de Hamburger, de Schmiedeberg et Marfori est exacte, on doit se demander si les aliments ne renferment pas des combinaisons organiques de fer, combinaisons assimilables, résorbables et représentant les stades antérieurs du composé désigné

---

(1) Bunge, XIIIᵉ *Congrès de Médecine interne*, Munich, 1895.

sous le nom d'hémoglobine? Les recherches faites par M. Bunge dans cette direction lui ont révélé la présence, dans le jaune d'œuf d'une combinaison du fer, *l'hématogène*, qui, sous l'influence des sucs digestifs se dédouble en peptone et en fer. Les expériences faites par M. Socen ont montré que l'hématogène était assimilable et résorbable; enfin les souris avec des substances ne contenant que du peptogène ont toutes survécu, tandis que d'autres souris soumises à une alimentation insuffisante ont succombé.

La recherche de la quantité de fer qui se trouve dans les aliments courants a donné les résultats suivants :

100 gr. de matières sèches contiennent en milligr. de fer.

Sérum du sang	0
Blanc d'œuf de poule	traces
Riz	1,8
Lait de vache	2,3
Lait de femme	2,7
Lait de chienne	3,2
Seigle	4,9
Blé	5,5
Pommes de terre	6,4
Pois	6,6
Haricots blancs	8,3
Fraises	8,9
Lentilles	4,5
Pommes	13,2
Viande de bœuf	16,6
Jaune d'œuf	10,4 à 23,9
Epinards	35,9
Sang de porc	226
Hématogène	290
Hémoglobine	340

Ce qui frappe dans ce tableau, c'est la quantité relativement minime de fer contenue dans le lait. Comment fait donc un nourrisson qui pendant de longs jours est réduit à ce seul aliment dont il se trouve du reste si bien? La contradiction s'explique quand on songe qu'en venant au monde l'animal apporte avec lui, dans les tissus, une provision de fer, aux dépens duquel il s'entretient pendant la durée de l'allaitement. En effet le dosage du tissu du nouveau-né montre que tous les jours cette provision de fer diminue, si bien que, pour n'envisager que le nourrisson, la provision est épuisée quand on commence à remplacer le lait par une autre alimentation végétale ou animale. Le fait de cette provision est si vrai que chez les animaux dont la période d'allaitement est courte, la réserve de fer est petite et que ces animaux, comme le cobaye par exemple, recherchent ensuite une alimentation riche en fer, les épinards, dans ce cas particulier.

On comprend, dès lors, que les nourrissons qui restent trop longtemps au lait peuvent devenir anémiques. On peut également se demander jusqu'à quel point le lait est indiqué chez les anémiques et les chlorotiques.

La provision de fer que le nouveau-né apporte en venant au monde vient de l'organisme maternel. On pourrait même se demander si la préparation de cette réserve n'est pas fonction de la femme encore avant la conception, si elle n'explique pas la chlorose qui survient fréquemment, vers l'âge de la puberté, chez les jeunes filles.

Pour ce qui est de la thérapeutique de la chlorose, M. Bunge doute que l'organisme puisse utiliser les combinaisons organiques de fer pour la préparation de l'hémoglobine. Ces temps derniers, on a fait beaucoup de bruit autour des préparations organiques de fer, préparations résorbables. Mais, d'après M. Bunge, préparation résorbable ne veut pas encore dire préparation assimilable.

Contrairement aux préparations pharmaceutiques, les combinaisons de fer qui se trouvent dans les aliments sont résorbables et assimilables. Aussi M. Bunge n'a jamais compris pourquoi les médecins envoient chercher le fer à la pharmacie et non pas au marché. On dit que la quantité de fer contenue dans les aliments est contenue en trop petite quantité. Mais il ne faut pas oublier que le sang ne renferme pas que du fer, mais encore d'autres substances, et qu'il ne peut assimiler le fer qu'en assimilant dans une proportion convenable les autres substances.

D'un autre côté, notre nourriture n'est nullement aussi

pauvre en fer qu'on le dit, et est certainement capable de pourvoir aux dépenses du fer exigées par l'organisme. Un homme, dans les 5 litres de sang de son économie, a 500 gr. d'hémoglobine soit 1 gr. 70 de fer. Si anémique qu'on soit, on ne perd jamais plus d'un tiers de la quantité totale du fer du sang, or 1 kilogramme de viande fraîche contient 250 gr. de matières sèches dans lesquelles on trouve 4 centigrammes de fer. Quinze kilogrammes de viande contiennent donc une quantité de fer égale au tiers de la quantité totale du sang de l'organisme. En utilisant pour la nourriture 15 kilogr. de viande par mois, ce qui n'a rien d'excessif, on amène à l'organisme une quantité de fer suffisante pour remplacer un tiers de la quantité de fer contenue dans le sang. Avec 500 gr. de viande et 200 gr. de lentilles par jour, on peut dans l'espace d'un mois couvrir une dépense des deux tiers de la quantité de fer du sang de l'organisme. Si l'hémoglobine était assimilable, on aurait pu fournir tout le fer nécessaire en faisant entrer dans le menu des repas des mets préparés avec du sang.

Dans tous les cas, nos aliments renferment suffisamment de fer, et on est autorisé à douter de l'influence de l'insuffisance du fer dans l'étiologie de l'anémie. Si les fonctions digestives sont normales, le fer des aliments est fort bien assimilé. Aussi, dans la chlorose, il faut rechercher les causes de l'affection, au lieu de donner le fer de la façon la plus banale.

On a montré que sous l'influence de la ferratine, le nombre d'hématies et le taux d'hémoglobine subissent une augmentation, mais on n'a pas cherché à voir si, dans les mêmes conditions d'hygiène et d'alimentation, on n'obtiendrait pas les mêmes résultats sans ferratine. Les médecins qui attribuent à la suggestion les effets de la médication martiale dans la chlorose n'ont peut-être pas tort. Mais dans ces conditions, si suggestion il y a, il est préférable de donner des préparations non résorbables qui sont rapidement éliminées.

Du régime surabondant chez les tuberculeux

L'alimentation est le grand moyen de défense des tuberculeux contre les progrès de leur maladie. Un régime surabondant est le meilleur des remèdes, car un phtisique qui absorbe sans inconvénient beaucoup d'aliments vit et peut guérir.

Dans l'application de ce traitement deux cas peuvent se présenter :

1° Le malade peut manger, y met certaine volonté et n'est pas atteint de spasmes nerveux ou de vomissements.

2° L'estomac est intolérant, et les aliments sont rejetés lorsqu'ils sont introduits par la bouche.

Dans le premier cas, il suffira tout en flattant les goûts du malade de choisir une alimentation aussi nutritive que possible.

Dans le second cas, on aura recours au gavage au moyen d'une sonde œsophagienne. MM. Dujardin-Beaumetz et Debove ont en effet montré qu'en maintes circonstances il suffisait d'introduire le mélange alimentaire destiné aux malades directement dans l'estomac pour voir les vomissements cesser.

Pour réaliser cette suralimentation on peut recourir au type alimentaire suivant donné par Daremberg (1).

Quant les phtisiques ont bon appétit on leur donnera par 24 heures :

Viande brute 600 grammes, pain 350 grammes, deux œufs, beurre ou matières grasses analogues 80 grammes, pommes de terre 100 grammes, riz, macaroni, maïs, pois, haricots, lentilles 300 grammes, bière 1 litre, lait un demi-litre, cognac 20 grammes, fromage, fruits.

Cette masse alimentaire pourra être prise en 3, 4 ou 5 fois.

On se trouvera bien de 4 repas par jour :

Le matin, avant ou après la toilette, une tasse de lait et un œuf ;
A midi, repas de viande, légumes, beurre, fromage et dessert ;
A 4 heures, une tasse de lait et un œuf ;
A 7 heures, même repas qu'à midi ;
Une tasse de lait en se couchant ;
Le plus fort repas doit être fait à midi.

(1) Daremberg. *Traitement de la phtisie pulmonaire*, 1892.

Si les tuberculeux ont une fièvre intense, il faudra les rationner au lieu de les suralimenter.

Ils ne devront prendre que du lait, de l'alcool, des œufs, des gelées animales ou végétales, un peu de viande crue ou réduite en poudre.

Les aliments liquides doivent l'emporter sur les aliments solides.

Viandes. — Les viandes bouillies, braisées, en daube, en salade, les viandes blanches, la charcuterie, les viandes fumées ou salées, le poisson, les crustacés sont aussi bons que le beefsteak, qui dégoûte rapidement le malade.

Les soupes épaisses contenant de la viande de bœuf ou de poulet râpée et bouillie sont une excellente ressource.

La *viande crue* est un aliment de premier ordre. Elle peut être donnée sous forme de boulettes de 3 à 5 grammes chacune, recouvertes de farine ou de sucre, mélangées de confitures, de purées avec des œufs brouillés, en omelette, avec du bouillon, du thé, du cognac. Il faut toujours commencer par de petites quantités prises en une ou deux fois.

Les *poudres de viande* rendent de grands services chez les tuberculeux privés d'appétit et dans l'alimentation par le gavage. Dujardin-Beaumetz l'administre sous forme de grogs ainsi composés :

Dans un bol on met 2 cuillerées à bouche de poudre de viande, puis trois cuillerées à soupe de sirop de punch et enfin la quantité de lait nécessaire pour faire du tout un mélange très liquide.

La quantité de poudre de viande peut être élevée de 100 gr. par jour jusqu'à 200, 300, 400 gr. qu'on divise en deux ou trois doses pour la journée.

Le *jus de viande*, les *extraits de viande* sont peu nutritifs.

Les *peptones* peuvent être un adjuvant utile de l'alimentation des tuberculeux, elles peuvent être ingérées comme la poudre de viande.

Les *graisses* sont absolument indispensables.

La *nourriture végétale* ne doit être qu'un faible appoint

dans l'alimentation des tuberculeux, surtout en ce qui concerne les légumes verts. Toutes les farines et les purées de lentilles, de haricots, de fèves, de pois, de pommes de terre, de châtaignes, ou les bouillies épaisses confectionnées avec des farines de riz, d'avoine, d'orge, d'arrow-root, de gruau, de blé, faites avec du lait sont indiquées.

Le *lait* ne doit être qu'un adjuvant dans la nourriture des tuberculeux, le *petit lait* est peu nutritif; l'*alcool* à petites doses peut être utile, le *vin* sera mieux supporté. Ce sera surtout la *bière* qu'il faudra recommander (1).

Régime de M. G. Sée (2).

Le professeur Sée range les phtisiques en 3 catégories :

1° Les phtisiques sans fièvre; 2° Les phtisiques fièvreux ; 3° les phtisiques dyspeptiques.

I. — *Phtisiques sans fièvre.*

Les graisses, les féculents sous toutes les formes doivent être prescrits aux phtisiques en quantité suffisante pour réparer les déperditions de carbone : 80 à 120 gr. de graisse, 500 à 600 gr. de féculents, sous forme de pâtes de pain, ou de légumes secs décortiqués. Pour obvier aux pertes d'azote, 120 gr. de principes azotés suffisent au besoin. Il importe fort peu que ce soient des viandes blanches ou noires, de la viande de boucherie ou de la chair de volaille, du poisson ou du jambon. Les viandes peuvent être préparées sous toutes les formes et même additionnées de sauce. Il faut varier l'alimentation mais toujours en maintenant le régime hydro-carburé, en excès sur le régime carné.

II. — *Phtisiques fièvreux.*

Pour modifier l'état fébrile, à côté des moyens pharmaceutiques il est bon de prescrire le régime lacté exclusif, rempla-

(1) Daremberg, *l. c.*
(2) G. Sée, *l. c.*, p. 394.

çant le lait de vache par le lait d'ânesse qui est mieux toléré, si la dyspepsie fébrile empêche la digestion du premier. On ordonnera aussi des potages, des gelées, des soupes au jus de viande, des viandes fumées et salées.

Si ces tentatives échouent, recourir à la suralimentation : Le lait, les purées, légumes secs, œufs, potages à la viande divisée, introduits pour ainsi dire par ordre, se digèrent mieux qu'on ne pourrait le prévoir ; en tous les cas les aliments valent mieux que les poudres de viande.

III. — *Traitement alimentaire des phtisiques gastro-entéro-dyspeptiques*.

Gastro-dyspepsie initiale.

1° Eau de Vichy 1/2 heure avant le repas, pour favoriser la secrétion du suc gastrique.

2° Au commencement des repas, une poudre absorbant les gaz.

3° Le régime ne sera ni uniforme ni systématique. Il se composera d'aliments excitants épicés et de haut goût, de viandes froides, de charcuterie, de poissons destinés à remplacer les classiques viandes saignantes qui répugnent au goût du malade. Ajoutez des légumes secs décortiqués qui après un commencement de digestion par la salive, franchissent l'estomac sans recourir à l'intervention du suc gastrique et finissent par être digérés par le suc pancréatique.

Les salades seront utiles, non comme aliments, car la cellulose qui y prédomine n'est pas digestible, ni comme huile qui est indigeste, mais en tant que condiment, le vinaigre, l'acide acétique favorisant dans une certaine mesure l'acidification du suc gastrique. Les fruits contiennent outre la cellulose, diverses espèces de sucres qui sont absorbés directement par les vaisseaux sans réclamer les préliminaires d'une métamorphose digestive.

4° Pour favoriser le passage de la masse alimentaire de l'estomac malade dans l'intestin qui ne l'est pas et remplacer la digestion stomacale par la digestion intestinale, rien n'est plus utile que l'usage des boissons chaudes très abondantes et très stimulantes comme le thé, ou bien alcoolisées par l'addition de liqueurs; elles sont bien supérieures au vin qui s'acidifie si facilement, à la bière qui fermente dans l'estomac, aux eaux gazeuses qui ajoutent le gaz acide carbonique aux gaz remplissant déjà les premières voies.

Elles sont également préférables à la glace et aux boissons glacées qui ne produisent qu'une sensation agréable et enrayent parfois la digestion.

5° Enfin, quand la dyspepsie résiste à l'emploi de ces divers moyens diététiques, le meilleur procédé curatif consiste dans le lavage stomacal plus ou moins répété qui débarrasse l'estomac des mucosités, cause si fréquente de la fermentation putride des aliments et met pour ainsi dire à découvert les glandes à pepsine prêtes à fonctionner régulièrement sous l'influence d'une alimentation bien combinée; il s'agit ici d'une médication et non du régime.

Gastro-atonie. La dyspepsie chimique n'est heureusement pas la règle absolue; les phtisiques, surtout les femmes et les jeunes filles, accusent des troubles digestifs qui sont plutôt d'ordre nervo-moteur que d'origine chimique.

L'appétit étant conservé on aura facilement raison des flatuosités, des douleurs épigastriques, de la lenteur digestive, de la constipation dont se plaignent les malades; il suffit d'appliquer les règles diététiques de l'atonie gastro-intestinale.

Dyspepsie intestinale. Une alimentation appropriée peut suffire à combattre cette dyspepsie; elle devra se borner strictement à l'usage du lait de chèvre, des panades préparées avec du pain grillé, de la viande crue, râpée et pilée, des œufs durcis, etc.

Cette dyspepsie se rencontre dans les accidents premonitoires de la phtisie.

Inappétence ou anorexie.

Il faut se borner aux aliments liquides tels que les potages aux pâtes ou les bouillons avec la viande crue, du café au lait ; dans les cas d'apepsie il faut recourir aux préparations gélatineuses, aux gelées, aux bouillons américains qui sont facilement digérés ou aux boissons alcooliques ; pour parer aux dangers de l'inanition il faut recourir au lavage stomacal ou à la suralimentation forcée, même dans les anorexies fébriles.

Régime alimentaire dans la Neurasthénie et l'Hystérie.

Nous devons surtout au Dr Weir Mitchell le traitement diététique convenable et divers traitements de ces cas de neurasthénie ou prostration nerveuse, dans lesquels la nutrition générale est si gravement affectée que l'on remarque, dans cet état, des cas phénoménaux d'amaigrissement et de faiblesse musculaire.

Ces cas ne peuvent être restaurés à la santé par la seule nourriture convenable, mais d'autres agents curatifs doivent être simultanément et systématiquement employés. Ceux-ci sont l'isolement complet, le repos au lit, et l'application régulière de massage et d'électricité. Il insiste sur l'association intime entre le gain et la perte des corpuscules du sang. La perte de graisse s'accompagne presque toujours de conditions qui appauvrissent le sang ; et, d'un autre côté, le gain de graisse, jusqu'à un certain point, semble aller de pair avec un accroissement de tous les autres facteurs essentiels de la santé, et notamment avec une amélioration dans la qualité et la quantité des corpuscules sanguins... Gagner en graisse est presque toujours gagner en sang. Aussi bien doit-on laisser le Dr Weir Mitchell décrire lui-même les cas où il trouve sa méthode particulièrement applicable. Ce sont les personnes qui restent maigres, et souvent anémiques, par la dyspepsie, constante en ses formes variées, ou par certains défauts dans les procédés d'assimilation qui, tout en étant plus obscurs, sont comme de fertiles parents d'un même mal ;.... ce grand groupe de femmes surtout, qu'on dit avoir une prostration nerveuse, ou que l'on définit comme ayant une irritation de

la moëlle épinière,... cas dans lesquels, en plus du dépéris-
sement et de l'anémie, les manifestations émotionelles pré-
dominent, et que l'on appelle alors hystériques, qu'elles
exhibent des désordres ovariens et utérins ou non;... les
femmes qui ont maigri et pâli, mais qui n'ont pas de ten-
dances hystériques,... désespérément au-dessous du niveau
de la santé, et sujettes à une quantité de douleurs, sans
maladie organique notable. »

Les grandes quantités de nourriture données dans cette
méthode, pendant que le patient ne prend pas d'exercice,
sont absorbées et utilisées par l'influence du massage
« pétrissant les muscles, et les mouvant par des courants
capables d'effectuer ce but. » Pour assurer le repos le plus
complet dans les cas de grande faiblesse, la malade est
nourrie par une garde; et quand elle est assez bien pour
s'asseoir dans son lit, les viandes sont coupées, pour que la
malade puisse plus facilement se nourrir elle-même.

On commence le traitement en mettant la malade au régime
lacté — 3 ou 4 onces toutes les 2 heures, augmentant en
quelques jours jusqu'à 2 litres, donnés en doses divisées
toutes les 3 heures. Ceci, dit le Dr Weir Mitchell, « dissipe
presque toujours, comme par magie, toutes les conditions
dyspeptiques. » Les intestins sont réglés en donnant au réveil
une tasse de café sans sucre, ou un grain d'extrait aqueux
d'aloès au coucher ; ou, dans les cas plus récalcitrants, un
quart de grain d'extrait aqueux d'aloès, et 2 grains de fiel de
bœuf desséché, 3 fois par jour.

Après 4 à 7 jours, on permet un léger déjeuner; un ou
deux jours après une côtelette de mouton pour le déjeuner
de midi ; et encore, dans un ou deux jours, du pain et du
beurre trois fois par jour. Après dix jours généralement,
l'on permet au patient 3 repas pleins par jour, ainsi que
3 ou 4 demi-litres de lait, donnés pendant ou après les
repas au lieu d'eau, et de 2 à 4 onces d'extrait de malt fluide
avant chaque repas.

« Aucun symptôme désagréable ne résulte ordinairement
de cette nourriture pleine, et l'on pourra obtenir que la

malade absorbe davantage si sa garde lui donne à manger.
J'aime donner le beurre largement, et ai peu de mal à obtenir
que cette graisse, la plus saine, soit prise en grande quantité.
Une tasse de cacao ou de café au lait au réveil, le matin, est
une bonne préparation pour la fatigue de la toilette. A la fin
de la première semaine, j'aime ajouter une livre de bœuf, sous
forme de soupe crue. Celle-ci est faite en hachant une livre de
bœuf cru, et en la mettant dans une bouteille avec un demi-
litre d'eau et 5 gouttes d'acide hydrochlorique fort. Cette
mixture demeure dans la glace toute la nuit et le matin ; la
bouteille est placée dans une terrine d'eau à 110° Fahrenheit,
et conservée pendant deux heures à peu près à cette température. On jette ensuite sur une forte toile, et l'on passe
jusqu'à ce que la masse qui reste soit presque sèche. Le
filtratum est donné en trois portions journellement. Si le
goût cru est trop désagréable, le bœuf dont on doit se servir
est rapidement rôti sur un côté, et la préparation est complétée
de la manière décrite ci-dessus. La soupe ainsi faite est pour
la plupart crue, mais elle a la saveur de viande cuite.

A la fin de la 3ᵉ semaine, j'ajoute quelquefois, dans les cas
difficiles, une demi-once d'huile de foie de morue, une demi-
heure après chaque repas.

Si cela diminue l'appétit, ou occasionne des nausées, je l'emploie 3 fois par jour, en injection rectale, et dans les cas où les
grandes doses de fer employées causent une constipation intense, je trouve le lavement d'huile de foie de morue dou-
blement précieux, il agit comme nutritif, et dispose les intestins à agir quotidiennement Lorsqu'elle est donnée ainsi,
j'aime l'employer en émulsion faite avec le jus retiré du pan-
créas frais du bœuf, après l'avoir écrasé dans de l'eau tiéde.
On laisse assez d'eau pour couvrir une demi-livre de pan-
créas haché, dans une cuisine chaude, pendant une heure, et
l'on passe dans une serviette. Une once est mélangée avec la
moitié de cette quantité d'huile et injectée doucement 3 fois
par jour. »   (WEIR MITCHELL).

Comme stimulants, quand il n'est pas question de rompre

une habitude alcoolique, on a trouvé qu'une petite quantité d'alcool aidait à l'accroissement rapide de la graisse ; ainsi une once de wisky, quotidiennement dans du lait, ou un verre de Champagne sec, ou de Bourgogne ou autre vin rouge. On augmente ainsi la capacité d'absorber la nourriture aux repas.

L'alcool pourtant, n'est pas essentiel.

En donnant de la nourriture solide, le fer est donné à grandes doses.

En ce qui concerne l'absorption de cette « grande quantité de nourriture », le Dr Weir Mitchell ajoute qu'il a observé souvent, avec une surprise croissante, des malades apathiques faibles, anémiques, apprenant par degrés à consommer ces grandes rations, et recouvrant par leur emploi chair et couleurs.

Quand le patient est en train de suivre le régime complet, il est nécessaire de surveiller l'urine. Quand les *urates* commencent à se déposer c'est un signe de trop de nourriture. On pare aux attaques de dyspepsie (qui peuvent se produire) et à la diarrhée en réduisant le régime de moitié, ou en ayant recours au régime lacté pendant un ou deux jours.

Deux ou trois exemples détaillés du régime employé dans le traitement de ces cas seront la meilleure conclusion de ce chapitre.

CAS 1 (Weir Mitchell).

Mme C... gardée au lit, nourrie par une garde.

> 1re journée. — 1 litre de lait, par dose toutes les 2 heures.
> 2e   —   — Tasse de café au réveil, 2 litres de lait. en portions divisées, toutes les 2 heures.
> 3e au 6e jour. — Même régime.
> 7e, 8e et 9e journée. — Même régime, avec un demi-litre de soupe cruc, en trois portions.
> 10e journée. — 7 heures du matin, café, 7 h. 30, 1/4 de litre de lait, 10 heures, de même. Midi, 2, 4, 6, 8 et 10 heures du soir, de même. Soupe à 11 heures du matin, à 5 et 9 heures du soir.

14ᵉ journée. — OEuf, avec pain et beurre ajouté.

16ᵉ   —   — Dîner ajouté.

19ᵉ   —   — Le régime entier était comme il suit :
7 heures du matin, café. 8 heures, fer et extrait de
malte ; déjeuner composé d'une côtelette, pain et
beurre, un verre et demi de lait; 11 heures du matin,
soupe ; 2 heures, fer et malt ; dîner au choix du malade, avec 6 oz. de Champagne sec ou Bourgogne, et
à la fin un ou deux verres de lait. 4 heures du soir,
soupe. 7 heures, fer, malt, pain et beurre, généralement des fruits, et souvent 2 verres de lait, 9 heures
du soir, soupe.

(A midi, massage d'une heure. A 4 heures 1/2, électricité appliquée pendant une heure).

A la 6ᵉ semaine, la soupe et le vin furent abandonnés.

A la 9ᵉ semaine, le lait est réduit à un litre.

Résultat. — Poids porté en 2 mois de 96 livres à 136.

Cas 2 (Dʳ Playfair).

A. B... 32 ans. Repos au lit, isolement.

1ᵉʳ jour. — 22 oz. de lait, en doses divisées 660.

2ᵉ   —   50   —   —   1500.

3ᵉ   —   50   —   —   1500.

(massage 1/2 heure).

4ᵉ   —   — 50 oz. de lait, doses divisées ; œuf, et pain
et beurre.

(Massage, 1 heure 1/2).

6ᵉ jour. — 50 oz. de lait, doses divisées ; côtelette de
mouton (Massage, 1 h. 50 minutes).

8ᵉ jour. — 50 oz. de lait, doses divisées, côtelette de
mouton ; potage, et 1 gill (le 8ᵉ d'un litre) de crème ;
maltine 2 fois par jour. (Massage 3 heures, électricité
1/2 heure, continués jusqu'à la fin du traitement).

15ᵉ jour. — 3 repas pleins par jour, poisson, viande,
légumes, crème et fruits; 2 litres de lait et 2 verres
de Bourgogne.

22ᵉ jour. — Quantité de nourriture diminuée.

Cas 3 (Dʳ Playfair).

Régime du 10ᵉ jour.

6 h. du matin. — Soupe de viande crue, 10 oz.

7 h.   —   — Tasse de café noir.

8 h. du soir. — Assiette de potage de farine d'avoine,
   crème, un œuf à la coque, 3 tranches de pain et
   beurre, et cacao.

11 h. du matin. — Lait, 10 oz.

2 h. du soir. — Rump-steak, 1/2 livre pommes de terre,
   chou-fleur, une omelette, lait 10 oz.

4 h. du soir. — Lait 10 oz., 3 tranches de pain et beurre.

6 h.   —   — Soupe jus de viande.

8 h.   —   — Une sole frite, mouton rôti (trois grandes tranches) haricots verts, pommes de terre, fruits
   cuits et crème ; lait 10 oz.

11 h. du soir. — Soupe de viande crue, 10 oz.

Résultat. — Augmentation de poids en six semaines de 4 stones
7 livres à 7 st. 8 livres = 3 st. 1 livre (le stone est de 14 livres anglaises).

CAS 4 (Dr John Heating).

Traitement. — Permission de sortir du lit une fois par jour pendant 4 heures.

   Nourriture. — 6 heures matin. — Un verre de bouillon de bœuf fort et chaud.

   8 heures. — Demi-verre d'eau ferrugineuse et déjeuner avec fruits, bœfsteak, pommes de terre, café et un
gobelet de lait.

   8 h. 1/2. — Un gobelet de lait, avec une cuillerée à
dessert d'extrait de malt.

   10 heures. — Électricité.

   Midi. — Tasse de lait et malt.

   2 heures soir. — Diner (précédé d'un demi-verre
d'eau ferrugineuse et d'une tasse de lait et malt).

   6 heures. — Troisième dose d'eau ferrugineuse. Souper léger de fruits, pain, beurre et crème; une quatrième tasse de lait et malt.

   10 heures. — Soupe de bœuf, 4 oz., massage.

Deux litres de lait furent absorbés journellement, en sus de toute
autre nourriture.

Résultat. — Gain de plus de 15 livres.

Cette méthode, adoptée par Leyden, est ainsi décrite par Germain Sée :

   A 7 heures, matin. — 1/2 litre de lait, bu à petites gor-
gées pendant une demi-heure, une petite tasse de café

avec crème, 80 grammes (presque 3 oz.) de viande froide, une assiette de pommes de terre frites.

10 heures. — 1 litre de lait, avec trois biscuits.

Midi. — De même.

1 heure soir. — Bouillon; 200 grammes (à peu près 7 oz.) de volailles, purée de pommes de terre, légumes verts, 120 grammes (à peu près 4 oz.) de compote et pâtisserie.

3 h. 30, 5 h. 30, 8 heures et 9 h. 30. du soir. — Demi-litre de lait, faisant une consommation quotidienne de 3 litres et demi de lait.

Dans la seconde partie de la journée, deux repas de 80 grammes chacun (3 oz.) de viande rôtie, avec pain et trois biscuits.

Régime dans le Cancer (1).

Beneke a institué un régime spécial dans le traitement du cancer, les matières azotées y sont réduites au minimum. Il réduit de 1/5, rapport ordinaire, à 1/8 ou 1/9 le rapport de la matière azotée aux matières non azotées.

L'introduction des phosphates est diminuée, les sels de potasse nécessaires sont absorbés en combinaison avec les acides végétaux (malique, tartrique) et en conséquence l'urine aura une réaction moins acide.

Il réduit la consommation des céréales et des légumineuses autant que possible.

On s'est demandé si la malade pouvait vivre avec un régime aussi pauvre en albumine et en phosphates. Beneke prétend qu'il en est ainsi de par les considérations suivantes :

Le protoplasma cellulaire consiste essentiellement en eau, albumine, cholestérine, lécithine, avec de petites quantités de corps gras ou d'acides gras, phosphate de potasse et de chaux et chlorures alcalins. Ces éléments existent en proportions différentes suivant les cellules. Se basant sur ce que les cellules du cancer seraient plus riches en cholestérine

(1) Burney Yeo, *l. c.*, p. 339.

et en lécithine, que la cholestérine elle-même serait un pro-
· duit des albuminoïdes qui sont eux-mêmes riches en alcalins
et phosphates terreux, il en conclut que la croissance de la
tumeur cancéreuse sera ralentie par un régime qui, tout en
répondant juste aux besoins de l'économie contiendrait auss
peu que possible des principes nécessaires à la formation de
cellules carcinomateuses (cholestérine, lécithine, phosphates
lcalins et terreux).

Voici ce régime :

Petit déjeuner.

*Pain avec beaucoup de beurre, pommes de terre en robe de chambre
avec du beurre, thé fort avec sucre et lait, ou bien chocolat.*

Déjeuner.

*Fruits crus ou cuits, biscuits anglais ou un peu de pain beurré, un
verre de vin.*

Diner (Midi).

*Soupe aux pommes de terre ou au vin ou aux fruits avec du sagou
ou du maïs, viande fraîchement coupée 50 gr., pommes de terre en
purée, sautées ou bouillies, racines de toute sorte (navets, carottes, panais, etc.), fruits cuits (pommes, poires avec du riz, ou riz au rhum),
salades ou glaces aux fruits, vin du Rhin léger.*

Cinq heures.

*Thé noir avec du sucre ou de la crème, un peu de pain et de beurre,
ou bien fruits cuits ou biscuits.*

Souper.

*Soupe comme au dîner, pommes de terre bouillies, avec du sucre, ou
salade de pommes de terre, sardines à l'huile, anchois, harengs frais,
le tout en petite quantité; gruau de farine de blé noir, avec du vin et
du sucre, vin léger.*

Régimes alimentaires dans la goutte et dans les gravelles urinaire et biliaire

I. Deux théories absolument opposées veulent expliquer la pathogénie de la goutte. Pour les uns, comme MM. Bouchard (1) et Beneke la goutte résulterait d'un ralentissement de la nutrition ; pour les autres, comme M. Lécorché (2), l'exagération des diverses fonctions de la nutrition amènerait la diathèse urique.

Tous les auteurs, en revanche, s'accordent pour reconnaître que l'augmentation de l'acide urique dans l'économie est la cause essentielle de la goutte. Ce sont les divers régimes préconisés pour atteindre ce but que nous allons exposer.

GOUTTE ET GRAVELLE URIQUE.

Régime de M. G. Sée (3).

Le professeur Sée donne les bases de deux genres de régimes qui conviennent l'un aux goutteux qui n'ont pas à craindre l'embonpoint, l'autre aux goutteux qui sont dans la période d'accalmie.

Il est important, dit-il, que dans l'une ou l'autre condition, le goutteux ne soit pas voué à un régime exclusif, à un végétarisme rigoureux. La combinaison avec une quantité modérée de viande est inéluctable.

I. — *Régime des fécules azotées.*

Il faut associer à une ration modérée de viande ou de poisson qui ne soit pas gras, des légumes secs tels que len-

---

(1) Bouchard. *Maladies par ralentissement de la nutrition.* 2ᵉ édition, 1885, p. 57 et 264.
(2) Lécorché. *Traité théorique et pratique de la goutte.* 1884, p. 513.
(3) G. Sée. *Du régime alimentaire.* 1887.

tilles, haricots, pois ou des pâtes farineuses telles que le macaroni.

La meilleure combinaison consiste à réduire la viande à 100 grammes avec 170 grammes de légumes secs ; ne pas associer à la viande des aliments dont la fonction est de diminuer l'usure des albuminates, tels que les préparations gélatineuses, grasses ou sucrées.

II. — *Régime herbacé et carné.*

Avec une ration modérée de viande, on prescrira concurremment des végétaux frais et des fruits qui remplaceront les aliments azotés dont les goutteux font abus surtout s'ils sont gros mangeurs. De plus, ce régime aura l'avantage de communiquer aux urines une réaction alcaline qui favorisera la dissolution de l'acide urique. Les aliments qui atteignent le mieux ce but sont les pommes de terre, les salades, le cresson, les radis, les épinards, les raves, exception faite pour l'oseille, les tomates, les asperges.

Parmi les boissons les plus utiles, sont les vins blancs légers et le café noir léger.

Quand la goutte s'est installée à l'état chronique avec dépôts permanents d'urates, l'hygiène alimentaire devra être celle de tous les malades affaiblis par la maladie et les souffrances ; les boissons abondantes, un régime *moyen* de viande de toute espèce, du poisson, du gibier, des légumes frais, et des fruits, seront indiqués avec un traitement pharmaceutique approprié.

Régime de Dujardin-Beaumetz (1).

ALIMENTS. — *Pour les aliments azotés, on peut user de toutes les viandes, mais en donnant cependant une prédominance aux viandes blanches sur les aliments trop azotés (gibier). Ne pas trop user des œufs, ainsi que des poissons, des mollusques et des crustacés ; ne pas faire usage de fromages trop avancés.*

____

(1) Dujardin-Beaumetz, *l. c.* p. 163.

Les aliments gras doivent être pris avec ménagement.

Pour les aliments végétaux, les légumes conviennent parfaitement et doivent entrer pour une grande part dans l'alimentation des goutteux. Insister surtout sur la chicorée, la laitue, les artichauts, les topinambours, les salsifis, les cardons, le céleri, les carottes et les panais. etc.

Les salades de laitue, romaine, escarole, chicorée, pissenlit, etc., peuvent être conseillées.

Les choux, les choux-fleurs, de même que les aliments féculents, haricots, pois, lentilles, fèves, ne doivent être introduits qu'en minime quantité dans l'alimentation des goutteux. De même l'oseille. les épinards, de par leur teneur en acide oxalique, doivent être rejetés.

Bouchardat (1) propose de remplacer le pain par des pommes de terre.

Les fruits sont tous favorables. Insister sur les fraises et le raisin. Une cure de raisin est même très utile.

Quant aux champignons, truffes et condiments, il faut les conseiller avec beaucoup de réserve.

BOISSONS. — *Les podagres doivent boire abondamment de l'eau, en particulier, les eaux alcalines sont très favorables. L'usage des vins doit être modéré, et parmi eux on conseillera les vins vieux chargés de tannin, comme les bordeaux légers ou les vins blancs peu alcooliques. Les vins mousseux, le champagne en particulier, doivent être proscrits; de même les eaux d'Apollinaris ou de Seltz artificielle; de même aussi les bières fortes, telles que le porter, le stout.*

Le cidre, à condition d'être sec et non alcoolisé, peut être utile. Le café ne doit être pris qu'en infusion légère; quant au thé, sa teneur en acide oxalique en contre-indique l'emploi.

Régime de Thompson (2).

Poisson sous toutes ses formes, excepté le poisson gras, c'est-à-dire harengs, maquereaux, anguilles et saumons. Gibier sous toutes ses formes, volailles, viande maigre en quantité modérée, préparations de gélatine, beurre avec modération, un œuf ou deux, lait avec grande modération et seulement mêlé à du thé, du café ou du chocolat, de préférence écrémé, pain de grain entier bien cuit, farine d'avoine, orge perlée, macaroni, pâtes.

Haricots secs et lentilles en purée, riz, sagou, tapioca, arrow-root, non associés au sucre, légumes verts frais, très recommandés, fèves,

---

(1) Bouchardat *Du traitement de la polyurie* (*Bullet. de Thérap.*, 1876, t. XCI, p. 49).

(2) In Burney-Yeo, London, 1890, p. 462.

pois verts. Salades à éviter pour ceux qui digèrent difficilement. Céleri, asperges, tomates, pommes de terre, artichauts, pommes cuites sans sucre.

A éviter : rhubarbe, groseilles, fraises, framboises, raisins, prunes, poires et tous les fruits sucrés frais ou conservés. La saccharine peut être substituée au sucre.

Burney Yeo donne également un régime, publié dans le *Practitioner*, où l'on réduit très peu les substances albuminoïdes dont l'assimilation est facilitée par l'ingestion d'une grande quantité d'eau chaude qui est strictement nécessaire. Il consiste :

7 h. 1/2. — 280 grammes d'eau très chaude.

8 heures. — Déjeuner. — Thé faible et lait P. E., peu de sucre, un peu de lard gras, pain et beurre frais.

1 heure du soir. — Pudding au lait, riz, sagou, tapioca, macaroni, blanc manger, petits biscuits avec du beurre, 250 grammes d'eau chaude.

6 heures. — Poisson blanc ou volaille, de préférence bouilli, légumes verts, pain, pas de pommes de terre, bordeaux 200 cc.

8 à 9 heures. — 250 grammes d'eau chaude.

11 heures. — 280 grammes d'eau chaude.

Les vues de Cantani sont un peu différentes. Il considère qu'au lieu de restreindre sévèrement la consommation des albumines animales qui sont si nécessaires pour la nutrition et comparativement si faciles à digérer, il vaut mieux assurer la combustion complète en excluant du régime les substances qui ralentissent les oxydations.

Il recommande une quantité modérée de nourriture azotée et les légumes verts à volonté. Il défend toutes les nourritures farineuses et sucrées : pain, riz, pommes de terre, plats sucrés, fruits sucrés, boissons alcooliques, condiments, café, acides et aliments acides, lait, fromage ; boire beaucoup d'eau.

GRAVELLE OXALIQUE

Les auteurs sont aussi partagés sur l'origine de l'acide oxalique dans l'économie : les uns prétendant qu'il existe à l'état normal dans le sang où il y a une diathèse urique

Furhbringer (1) Ralfe (2) ; d'autres au contraire, comme Lécorché et Esbach, prétendent que cet acide est introduit par l'alimentation.

Quoiqu'il en soit on devra proscrire l'usage des aliments qui en renferment de trop grandes quantités (voir page 83).

GRAVELLE HÉPATIQUE

Régime de Dujardin-Beaumetz

Toutes les viandes sont permises pourvu qu'on en rejette les parties grasses. Jamais plus d'un œuf dans la journée. Pas de poissons gras, pas de crustacés.

Le régime doit être mixte, composé de viande et de légumes verts ; tous sont permis, sauf les carottes et les pois, repousser les féculents, sauf la pomme de terre.

Les fruits sont recommandés sauf les fruits trop sucrés, les pâtisseries sont interdites.

Boisson. — *Le vin doit toujours être coupé d'eau légèrement alcaline (Vals, Vichy).*

Hygiène alimentaire dans l'obésité

On a proposé dans le traitement hygiénique de l'obésité un grand nombre de systèmes. Les causes de l'obésité sont en effet multiples et comme le disait Dujardin-Beaumetz on peut diviser les obèses en deux grands groupes : les uns forts et vigoureux, les autres faibles, débiles à chair molle et flasque.

Il est impossible d'attribuer le même régime alimentaire à ces deux groupes ; les premiers peuvent subir toutes les rigueurs du traitement de la réduction, les autres au contraire n'en obtiendront que de tristes effets.

Mais il est un point sur lequel tous les auteurs sont d'accord: l'alcool doit être rigoureusement proscrit chez les obèses,

---

(1) Furhbringer. *Zur Balsamausschreitung von den Horn. Deutsch. Arch. f. klin. Méd.* 1876, p. 143.

(2) Ralfe. *De l'oxalurie, The Lancet,* 12 janv. 1882. Dujardin Beaumetz, *l. c.*

l'alcool favorisant le développement de la graisse dans les organes et leur transformation en tissu fibro-graisseux.

Régime de Daniel (1).

Daniel ayant remarqué l'influence de l'eau et des aliments aqueux sur le développement de l'abdomen des chevaux, avait posé, comme base fondamentale de son traitement hygiénique, la réduction poussée aussi loin que possible de l'eau, des boissons et des aliments.

Il ne permettait qu'un verre ou deux, tout au plus, à chaque repas, c'est-à-dire 200 à 400 c³ de boisson. Il repoussait les soupes et les aliments contenant une grande quantité d'eau. Il supprimait les corps gras et féculents et purgeait fréquemment ses malades.

Régime d'OErtel.

Au matin. — 150 gr. de thé ou de café avec un peu de lait ; 75 gr. de pain.

A midi, — 100 à 200 grammes de bouilli ou de rosbif, de veau, de gibier ou de volaille peu grasse ; salade et légume léger ad libitum, des poissons préparés sans trop de graisse, 25 grammes d° pain, quelques fois des farineux jusqu'à 100 grammes maximum. Comme dessert, 100 à 200 gr. de fruits, surtout des fruits frais, quelquefois un peu de confitures. Pas de boisson du tout. Dans la saison chaude, de 17 à 25 centilitres de vin léger.

Dans l'après-dîner : une tasse de café ou de thé, comme au déjeuner, avec tout ou plus 17 centilitres d'eau ; exceptionnellement 25 grammes de pain.

Comme souper : un ou deux œufs à la coque, 150 gr. de viande, 25 gr. de pain, un peu de fromage, de la salade ou des fruits. Comme boisson, 17 à 25 centilitres de vin coupé avec un huitième d'eau.

Quand les malades ne présentent qu'une corpulence assez forte sans trouble du côté des organes de la circulation, OErtel permet une plus grande quantité de liquide ; ainsi, à midi, un ou deux verres de vin, et le soir, une demi bouteille de vin et un quart de litre d'eau.

(1) Daniel. *De l'influence qu'exerce l'abondance des boissons sur l'engraissement et l'obésité. (Bulletin de Thérap.)* 1864, t. LXVII, p. 44.

Régime de Schwenninger.

Le régime de Schwenninger repose sur les mêmes vues théoriques que celui de Daniel. Le malade ne doit boire que deux heures après le repas. On peut cependant lui laisser boire, dans certains cas, de petites quantités de liquides comme semble le montrer le régime suivant rapporté par Schleicher

7 heures du matin : une côtelette de mouton ou de veau, avec un morceau de sole de la grandeur de la paume de la main, avec une égale quantité de pain sans beurre.

8 heures : Une tasse de thé avec du sucre.

10 heures et demie : un demi petit pain fourré de viande ou de saucisse.

Midi : viande, légumes verts, œufs et fromage, orange, pas de potage, pas de pommes de terre, deux verres de vin blanc.

4 heures du soir : vin avec sucre.

7 heures du soir : une petite quantité de pain et de fromage.

9 heures du soir : viande froide, œufs, salade, 2 verres de vin et de temps en temps un peu plus.

Régime de Banting (1).

Le régime de Banting ou plutôt d'Harvey s'inspire comme les précédents des idées de Daniel ; ici encore c'est sur la diminution des liquides ingérés qu'insiste l'auteur ; de plus il exclut les farineux, la graisse, le sucre.

Déjeuner, 9 heures du matin.

150 à 180 grammes de bœuf, mouton, rognons, poisson grillé, lard fumé ou de viande froide quelconque, sauf porc frais ou veau, une grande tasse de thé ou de café sans sucre, sans lait, un peu de biscuit ou 50 grammes de pain grillé. En tout 180 grammes de nourriture solide et 280 gr. de liquide.

Dîner, 2 heures du soir.

150 à 180 grammes de poisson quelconque, excepté saumon, hareng, anguille, ou un même poids de viande quelconque, excepté porc

---

(1) W. Banting, *A letter on corpulence adressed to the public.* London, 1874, p. 8, II.

et veau, un légume quelconque, excepté pommes de terre, panais, betterave, navet, carotte ; 30 grammes de pain grillé, des fruits, pudding non sucré, de la volaille ou du gibier et deux ou trois verres de bon vin rouge ; Champagne, Porto et bière sont défendus ; en tout 300 à 370 grammes de nourriture solide et 300 grammes de liquide.

6 heures du soir.

60 grammes de fruits cuits, un échaudé ou deux, une tasse de thé sans lait, sans sucre, en tout 60 à 120 grammes de nourriture solide et 280 grammes de liquide.

Souper 9 heures du soir.

90 à 120 grammes de viande ou poisson, comme au dîner, un verre ou deux de vin rouge ou de Xérès coupé avec de l'eau, en tout 120 gr. de nourriture solide et 200 de liquide.

A l'heure du coucher, *au besoin un grog de genièvre, de wisky ou d'eau-de-vie sans sucre, ou un verre ou deux de vin rouge ou de Xérès.*

Méthode d'Ebstein (1).

Ebstein apporte aux précédents régimes, une modification importante. Frappé de ce fait que les substances grasses calment la faim, diminuent la soif, peuvent se brûler sans résidu, il les recommande aux obèses. Il accorde 3 repas par jour : le déjeûner, le dîner, le souper.

Le déjeuner à 7 heures et demie en hiver, à 6 heures en été.

Il se compose de thé, 250 centimètres cubes, sans lait ni beurre, 50 grammes de pain blanc fortement grillé chargé de beurre.

Dîner à 2 heures.

Soupe à la moelle de bœuf, 120 grammes de viande grasse associée à une sauce grasse, légumes en quantité modérée, pas de féculents ou de liqueur contenant du sucre.

Comme boisson, deux ou trois verres de vin blanc léger et, après le repas, une grande tasse de thé noir sans lait ni sucre.

Souper à 7 heures et demie.

Une grande tasse de thé sans sucre ni lait, un œuf ou un rôti garni de graisse, 30 grammes de pain recouvert de beaucoup de beurre.

---

(1) Ebstein. *L'obésité et son traitement.* Trad. de Culmann. 1883, in *Hygiène alimentaire*, Dujardin Beaumetz, p. 136.

Régime de M. Germain Sée (1).

Le professeur Sée se sépare de tous les autres auteurs en ce que loin de restreindre l'usage des boissons il est partisan des boissons abondantes et en particulier des infusions aromatiques, telles que le thé, le café.

Le régime physiologique comprend 120 à 130 grammes de principes azotés, provenant de 250 à 300 grammes de chair musculaire ou d'albuminates, de 100 à 120 grammes de graisse plus 250 grammes d'hydrocabures tournis par 300 à 400 grammes de fécule ou de sucre. Ces proportions doivent être modifiées de façon que les substances musculo-albumineuses ne dépassent pas sensiblement la ration normale, car la viande en excès en se dédoublant fournit de la graisse; les corps gras faciles à digérer peuvent sans inconvénient être utilisés à la dose de 60 à 90 grammes; les hydrocarbures seront réduits au minimum; quant aux aliments herbacés ils ne contiennent rien de nutritif.

Les boissons, loin d'être supprimées, seront augmentées pour faciliter la digestion stomacale et activer la nutrition générale; mais il faut supprimer les liquides alcooliques, la bière surtout, ainsi que les eaux minérales comme usage habituel.

Elles seront toutes remplacées par des liquides caféiques et surtout par des infusions (chaudes autant que possible) de thé.

Les eaux minérales salines, alcalines, comme celles de Brides ou de Carlsbad pourraient également donner de bons effets.

Régime de Dujardin-Beaumetz (2).

Premier déjeuner à 8 heures.

25 grammes de pain, 50 grammes de viande froide (jambon ou autre), 200 grammes de thé léger sans sucre.

(1) G. Sée. *C. R. A. M. Traitement physiologique de l'obésité et des transformations graisseuses du cœur.*
(2) Dujardin-Beaumetz, l. c.

Deuxième déjeuner, midi.

50 grammes de pain, 100 grammes de viande ou de ragout, ou deux œufs, 100 grammes de légumes verts, 15 grammes de fromage, fruits à discrétion, boisson, 300 grammes, vin rouge ou blanc coupé d'une eau alcaline (Vals, Vichy), pas de bière, pas de vin liquoreux, pas de liqueurs, pas d'eaux-de-vie.

Dîner : 7 heures.

Pas de soupe, 50 gr. de pain, 100 gr. de viande ou de ragoût. 100 gr. de légumes verts, salade, 15 grammes de fromage, fruits à discrétion ; comme boisson, même quantité qu'au repas de midi.

Régime de M. Albert Robin.

M. A. Robin divise les obéses en deux catégories : ceux par excès et ceux par défaut, et cela en se basant sur la quantité d'urée secrétée journellement.

Si le chiffre d'urée dépasse la moyenne, l'obésité sera dite *par excès;* s'il est au-dessous, l'obésité sera dite par *défaut.* Dans le cas ou le taux de l'urée sera moyen on se guidera sur ce que M. A. Robin appelle le *coefficient d'oxydation* qui est le rapport de l'azote total à l'azote de l'urée dans l'urine. Dans tous les cas où il y aura obésité *par excès*, on permettra les boissons et même on en augmentera la dose ; dans ceux où il s'agit d'obésité *par défaut* on les restreindra.

Régime moyen des obèses.

Auteurs	Matières albuminoïdes	Graisses	Hydrates de carbone
Banting.	170	10	80
Ebstein.	100	85	50
OErtel.	155-179	25-40	70-110
G. Séc.	120	60-90	Minimum.
Ration normale	124	55	435

Régime d'entraînement.

Les régimes d'entraînement sont destinés à débarrasser l'individu de tout excès de graisse, tout en l'amenant à un état parfait de conditions musculaires.

Voici les régimes pratiqués pour les régates d'Oxford et de Cambridge (Maclaren).

ÉTÉ

Oxford.	*Cambridge.*
7 h. matin. — Lever : course courte ou promenade.	Course de vitesse de 100 à 200 mètres.
8 h. 30. — Déjeuner : viande saignante, croûte de pain ou rôties, très peu de thé.	Viande rôtie, rôties de pain, une à deux tasses de thé, cresson à l'occasion.
2 h. soir. — Dîner : viande comme plus haut, pain, peu ou pas de légumes, une pinte de bière.	Viande comme à déjeuner, pain, pommes de terre, légumes verts, une pinte de bière. Dessert : oranges, biscuits ou figues, 2 verres de vin.
5 h. 30. — Exercices d'aviron.	Exercices d'aviron.
8 h. 30. — Viande froide et pain, gelée ou cresson, une pinte de bière.	Viande froide, pain, laitue ou cresson, une pinte de bière.
10 h. — Coucher.	

D'une façon générale éviter les alcools. Après l'entraînement reprendre la nourriture habituelle graduellement et avec précaution.

Considération générale sur le régime alimentaire dans les maladies de l'estomac

Leube et Penzold ont dressé des tableaux destinés à fournir des indications très utiles dans la direction des cures des affections stomacales.

Ils sont établis suivant la digestibilité de plus en plus difficile des aliments du premier au dernier (1).

---

(1) Voir anssi page 117 le tableau des aliments rangés par leur ordre de digestibilité suivant les divers auteurs.

CARTE CULINAIRE DE LEUBE (1).

1er *Régime.*

Bouillon, viande dissoute de Leube et Rosenthal (2), lait, œufs crus, biscuits, gâteaux anglais sans sucre, eau gazeuse naturelle.

2e *Régime.*

Cervelle de veau bouillie, ris de veau bouilli, poulet bouilli (jeune et sans peau), pigeon bouilli, potage au tapioca, œufs à la neige.

3e *Régime.*

Bœuf cru (finement haché), jambon cru (finement haché), bifteck cuit superficiellement dans du beurre très frais, filet en pulpe, purée de pommes de terre, pain rassis blanc, café et thé au lait.

4e *Régime.*

Poule rôtie, pigeon rôti, chevreuil, perdreau rôti, rosbif froid, rôti de veau, saumon cuit à l'eau, macaroni, purée de riz, épinards finement hachés, asperges, pommes cuites à la vapeur, vin blanc et vin rouge très étendus.

CARTE CULINAIRE DE PENZOLD (3).

1er *Régime.*

Bouillon, 250 gr., viande de bœuf maigre peu ou pas salée, cuisson lente.

Lait de vache, 250 gr., bien bouilli ou stérilisé, lait non écrémé (quelquefois avec adjonction d'un tiers d'eau, de deux au besoin, avec un peu de thé).

Œufs, 1 ou 2, crus ou seulement chauffés, frais, les œufs seront délayés dans du bouillon pas trop chaud.

Solution de viande, 30 à 40 grammes, solution de Leube-Rosenthal, n'ayant qu'une faible odeur de bouillon à prendre par cuillerées à café ou mélangée à du bouillon.

Gâteaux (Albert), 6 sans sucre, secs, assez bien mâchés et bien ensalivés.

---

(1) in Mathieu. Le régime alimentaire dans le traitement des dyspepsies, 1894, p. 142 et suiv.

(2) Viande finement hachée cuite dans la marmite de Papin pendant 24 à 36 heures en présence d'une certaine quantité d'acide chlorhydrique.

(3) Penzold. *Deutsche Arch.. f. klin, Med.* 1893. Bd LI, Heft 6, p. 53, in Mathieu *l. c.*

Eau, 125 grammes d'eau ordinaire ou eau gazeuse naturelle faiblement chargée d'acide carbonique.

2e *Régime.*

Cervelle de veau, 100 gr. bouillie, dépouillée de ses enveloppes, cuite de préférence dans du bouillon.

Ris de veau, 100 grammes, bouilli, bien épluché, cuit dans du bouillon.

Pigeon, 1, bouilli, jeune, sans peau ni tendons, etc.

Poulet, de la grosseur d'un pigeon. Pas de poulet gras. Mêmes recommandations.

Viande de bœuf crue, 100 grammes, finement hachée avec un peu de sel, dans le filet, à manger avec des gàteaux.

Saucisses de bœuf crues, sans assaisonnement, légèrement fumées.

Tapioca, 30 gr., avec de la purée de riz.

3e *Régime.*

Pigeon, cuit dans du beurre frais, jeune, sans sauce.

Poulet.   id.

Beefsteak, 100 grammes avec du beurre frais à moitié cuit, à l'anglaise, filet bien battu, sans sauce.

Jambon, 100 grammes, cru, finement haché légèrement fumé.

Pain au lait. 50 grammes.

Biscuits ou brezels.

Pommes de terre, 50 grammes en purée.

Chou-fleur, 50 grammes cuit dans l'eau salée, n'employer que la fleur.

4e *Régime.*

Chevreuil, 100 gr., rôti, sans sauce, relevé.

Perdreau, rôti, sans lard, sans peau ni tendons.

Rosbeef, 100 grammes, cuit rosé, battu, chaud ou froid.

Brochet, carpe, truite, 100 gr., cuits dans l'eau salée, sans assaisonnement, enlever les arêtes, avec soin.

Caviar, 50 grammes, cru, peu salé, caviar russe.

Asperges, 50 grammes, bouillies, les parties tendres seulement, avec du beurre peu fondu.

Riz, 50 grammes, en purée bien cuit.

Œufs brouillés, 2 œufs avec avec un peu de beurre frais et du sel.

Omelette soufflée, 2 œufs avec 20 grammes de sucre, doit être bien soulevée, à manger tout de suite.

Compote de fruits, 50 grammes fraîchement cuite à l'eau, dépouillée des pelures et des noyaux.

Vin rouge, 100 gr. Bordeaux léger ou vin analogue légèrement chauffé.

1° Aliments défendus.

a) Seront interdits d'une façon absolue :

1° *Les aliments fortement épicés* : poivre, moutarde, piment, cornichons, pickles.

b) *Les hors-d'œuvre* : Harengs, anchois, sardines, olives, céleri, radis.

c) *Les salades et les légumes verts crus.*

d) *Les sauces vinaigrées.*

e) *La charcuterie*, excepté le jambon cru et fumé.

f) *Les sucreries et pâtisseries*, excepté les pâtisseries sèches peu riches en graisse et en sucre.

g) *Les mets faisandés, les fromages forts.*

2° Aliments permis.

a) *Viandes.* Viande de bœuf, veau, mouton, volaille. La viande sera rôtie, grillée, ou cuite à l'étouffée. Les viandes bouillies devront être finement divisées.

b) *Poissons.* Les poissons maigres seront recommandés (limande, barbue, turbot, brochet, brème), bouillis ou grillés et mangés au sel.

c) *Œufs.* Œufs à la coque ou brouillés.

d) *Lait. Laitage.* Coupé ou non d'eau de Vichy.

e) *Pâtes.* Nouilles, macaroni, vermicelle en quantité modérée.

f) *Légumes.* Surtout en purée, pommes de terre, carottes, épinards, chicorée, lentilles, pois, haricots.

g) *Farines.* Farine d'orge, d'avoine, de riz.

Entremets. A condition de n'être pas sucrés.

Fruits. Marmelade et fruits cuits. Comme fruits crus, fraises, pêches et prunes bien mûres.

Boissons.

Les vins blancs sont beaucoup mieux supportés que les vins rouges. On ne permettra que les vins blancs de Bourgogne ou de Bordeaux coupés d'eau naturelle, d'eaux indifférentes (Alet, Evian, Contrexéville, etc.), ou d'eaux légèrement alcalines (Pougues, Bussang, etc.)

Les bières légères seront seules autorisées.

Pas de liqueurs fortes.

D'une façon générale la température des diverses boissons devra être élevée quand on voudra obtenir surtout un effet d'excitation, abaissée quand on recherchera surtout un effet calmant de la douleur (1).

A recommander, au lieu d'eau pure, les infusions de thé, de camomille, de tilleul, de feuilles d'oranger, etc.

Régimes alimentaires dans les maladies de l'estomac.

Régime de M. Mathieu

Dyspepsie nervo-motrice simple.

Dans ces cas, le chimisme gastrique estnormal, ou bien il y a une légère diminution de l'HCl libre ou combiné. Les malades se plaignent surtout de pesanteur après le repas, avec malaise congestion, gonflement et ballonnement du ventre (2).

(3 repas : le matin, à midi et le soir).

1° Déjeuner. — *7 h. à 7 h. 1/2. — On donnera au choix :*
(a) *Lait chaud, une grande tasse additionnée de café ou de thé, avec un peu de pain grillé ou des gâteaux secs.*
(b) *Un œuf à la coque, avec une demi-tasse de thé léger chaud et un peu de pain grillé ou des gâteaux secs.*
(c) *Potage au lait assez léger, aux pâtes, au tapioca, à la semoule ou à la biscotte.*

2° Déjeuner et dîner. — *Deux ou trois plats suivis d'un dessert, pain ordinaire, 60 grammes.*
Premier plat. — *Un ou deux œufs à la coque ou brouillés et préparés à la crême ou au jus.*
Second plat. — *100 à 150 grammes de viande. On choisira parmi les mets suivants : Filet rôti ou grillé, côtelette de mouton, gigot cuit à l'étuvée ou rôti, poulet rôti, faisan, perdreau, ris de veau frit, cervelle bouillie, sole ou merlan frits, barbue ou turbot bouillis, avec une sauce très simple à la crême, à la fécule et au jaune d'œuf, brochet ou perche au court bouillon.*

(1) Mathieu *l. c.*
(2) Mathieu, *l. c.*

Troisième plat. — *On choisira parmi les mets suivants : Purée de pommes de terre au lait ou au bouillon, choux-fleurs en purée, purée de pois, de lentilles, de haricots, purée de châtaignes, purée de julienne, purée de carottes, de céleri, d'artichauts, épinards au lait, au jus, chicorée ou laitue cuite au lait ou au jus, petits pois à la crème, salsifis, scorsonaires, cresson, topinambours.*

Entremets. — *On permettra les entremets aux œufs peu sucrés.*

Dessert. — *Fromage blanc, fromages d'odeur modérée, fruits cuits, en compote ou en marmelade, gâteaux secs peu sucrés, pas de pâtisserie grasse, pas de sucrerie, pas de glaces, pas de fruits secs ou de fruits à amandes (noix, noisettes).*

Boisson. — *Vin blanc, bière, coupés pour les deux tiers d'une eau de table indifférente (Alet, Evian, Contrexeville, etc.), ou si l'appétit tend à faiblir, d'une eau légèrement gazeuse (Pougues, Bussang). On proscrira l'eau de Seltz.*

Dyspepsie nervo-motrice avec hyperchlorhydrie, tendance à la stase et à l'hyperacidité organique.

Il y a généralement dans ces cas des aigreurs, du pyrosis, des vomituritions acides.

Le régime, bien que reposant sur les mêmes principes que plus haut sera plus sévère; au. début on instituera la diète lactée pendant plusieurs jours, en commençant par 2 litres de lait et en allant jusqu'à 3 litres à 3 litres 1/2.

Puis on commencera le régime proprement dit :

La quantité de pain sera diminuée, 30 à 60 grammes le matin seulement; le soir, on le remplacera par des biscuits secs ou de la biscotte.

Au début, on donnera seulement les aliments suivants : œufs à la coque ou brouillés, poulet, pigeon bouillis, filets de sole ou de merlan frits, jambon râpé seul ou mélangé à des œufs brouillés.

Plus tard, viande grillée ou rôtie, chaude ou froide, des potages épais au tapioca, à la semoule, à la farine d'orge.

Plus tard encore, potages de riz, panades passées; comme légumes : pommes de terre bouillies ou purée de pommes de terre avec du lait et des œufs, si l'on veut; plus tard, on adjoindra d'autres purées, purée de carottes, de navets; plus tard encore, purée de légumes secs; en dernier lieu, des légumes verts cuits.

Desserts et entremets supprimés au début.

On reviendra progressivement au programme donné pour la dyspepsie nervo-motrice simple.

Boissons. — On donnera de préférence des boissons chaudes aux repas; avant le repas un verre d'eau de Vichy ou de Vals.

Hyperchlorhydrie.

Ces tableaux sont rangés suivant l'intensité de l'hyperchlorhydrie en allant des cas les plus graves aux plus bénins.

1er Régime.

Régime lacté, 2 litres 1/2 à 4 litres par jour, un demi-litre environ toutes les trois heures; au besoin, 100 grammes d'eau de chaux par litre de lait. Gavage à la poudre de viande alcalinisée, poudre de viande 100 à 200 grammes par jour, ou viande crue et pulpée 200 grammes.

2e Régime.

Lait 2 litres 1/2 à 3 litres, œufs à la coque peu cuits, poudre de viande ou viande crue, potages au lait avec tapioca, pâtes, semoule; au besoin, 20 grammes de lactose par litre de lait.

3e Régime.

Lait 2 litres, potages au lait comme ci-dessus, viande crue 100 à 200 grammes; à son défaut, viande rôtie, mondée et hachée; volaille, ris de veau et cervelle bouillis, gâteaux secs ou biscottes.

4e Régime.

Lait comme boisson aux repas ou, à son défaut, eau indifférente ou infusions modérément chaudes, œufs à la coque ou brouillés, viandes grillées ou rôties, jambon, viandes rôties chaudes ou froides, poissons maigres bouillis ou frits (merlan, sole), purée de pommes de terre, pommes de terre bouillies.

Plus tard, purée de légumes secs, de julienne, de choux-fleurs, légumes secs cuits, marmelade de pommes, pain grillé en quantité modérée, gâteaux secs ou biscottes, biscottes de légumine.

Régimes de M. Hayem (1).

I. Dyspepsies organopathiques.

1° HYPERPEPSIE CHLORHYDRIQUE-CHLOROORGANIQUE

L'estomac secrète constamment :

Le régime sera exclusivement lacté pendant un temps assez

(1) Hayem. *Leçons de thérapeutique,* IVᵉ fascicule.

long. Tout au début, par 24 heures, 3 ou 4 doses de 60 à
200 grammes de lait écrémé (méthode de Harrell); la quantité
en scra élevée à 2 litres.

Plus tard, on pourra permettre les aliments compris dans
les régimes de Leube :

2° HYPOPEPSIE

L'hypopepsie est caractérisée par la diminution de l'acide
chlorhydrique libre et combiné aux substances organiques.

Elle présente trois degrés : le dernier correspondant à la
suppression de la fonction de l'estomac, c'est-à-dire l'apepsie.

1ᵉʳ et 2ᵉ degrés. — Régime lacté — puis, lorsque l'état gastrique est amélioré, régime de Leube.

3ᵉ degré (apepsie). — En cas de diarrhée : *régime Képhyrique
absolu*, de 3 à 5 bouteilles par jour.

Dans les autres cas : régime mixte : par jour, 1 bouteille de
Képhyr en 3 portions :

1° Portion entre les deux déjeuners;

2° Portion entre le déjeuner et le dîner;

3° Le soir : augmenter progressivement au dessus de deux
bouteilles, une partie du Képhyr aux repas, l'autre moitié en
dehors des repas.

Aux repas, les aliments permis sont ceux dont la digestibilité est la plus grande.

II. Dyspepsies nerveuses.

1° FORME NERVEUSE DE LA DYSPEPSIE ORGANOPATHIQUE

L'estomac sera traité de façon variable selon l'état chimique des secrétions; il faudra combattre concurremment les
phénomènes nerveux ajoutés par des moyens thérapeutiques
et pharmaceutiques.

A la neurasthénie, on opposera ainsi l'hydrothérapie et la
cure de Weir Mitchell (régime lacté et alimentation progressive poussée jusqu'à la suralimentation).

2° DYSPEPSIE NERVEUSE PROPREMENT DITE

Ici, la maladie nerveuse doit surtout fixer l'attention du médecin, l'estomac n'occupant que l'arrière plan et devant toutefois être traité comme il convient, d'après la détermination des troubles chimiques et physiques dont il est le siège.

Dans cette catégorie rentrent, en effet, les maladies telles que la paralysie générale, la sclérose en plaques, la myélite subaigüe, le tabes, qui s'accompagnent presque toujours de troubles dyspeptiques.

TRAITEMENT DE L'ULCÈRE ROND

Régime de M. A. Mathieu (1).

a) *Première période.* — Alimentation exclusive par des lavements; repos au lit; repos absolu du malade et de son estomac ; au besoin injections hypodermiques de sérum artificiel; durée de cette période de 2 à 5 ou 6 jours.

b) *Deuxième période.* — Régime lacté exclusif, puis régime lacté et poudres alimentaires (poudre de viande pure, poudre de lait. — Alcalins à dose élevée). Durée de cette période 15 jours à 3 semaines.

c) *Troisième période.* — Alimentation mixte en commençant par du laitage. Régime semblable à celui qu'on doit donner dans l'hyperchlorhydrie d'intensité moyenne sans hypersecrétion continue.

Régime de M. Dujardin-Beaumetz (2).

Régime lacté dans toute sa rigueur; graduellement on revient à l'alimentation ordinaire, en commençant par les féculents ; puis, en abordant la viande sous la forme la plus digestive, c'est-à-dire à l'état de poudre, puis revenir graduel-

(1) A. Mathieu. *Thérapeutique des maladies de l'estomac*, p. 260.
(2) Dujardin-Beaumetz, *l. c.*, p. 215.

lement à l'alimentation ordinaire en se fondant sur les différents régimes de Leube. Le lait devra rester la seule boisson
permise, et pendant de longues années, si ce n'est toute la vie,
s'abstenir de toute boisson alcoolique.

Dilatation d'estomac.

Dans la dilatation de l'estomac deux théories existent. Les
uns conseillent de petits repas rapprochés; les autres de
grands repas séparés par un espace de temps relativement
long.

Régime de Rosenheim (1).

1° Petits repas rapprochés.
6 repas.

6 heures. — *100 gr. de thé, 50 gr. de pain, un œuf.*

9 heures. — *100 gr. de gelée de viande, 50 gr. de biscuit, 10 gr. de
beurre.*

Midi. — *150 gr. de beefsteak, 100 gr. de riz bien cuit ou un autre
légume, 150 gr. vin rouge.*

3 heures. — *50 gr. de pain blanc, 200 gr. de lait.*

6 heures. — *100 gr. de rôti froid ou de viande fumée, 50 gr. de
biscuit, 20 gr. de beurre, 100 gr. de vin rouge.*

9 heures. — *100 gr. de thé, 100 gr. de biscuit.*

Régimes de Boas (2)

1er Régime.

8 heures. — *100 gr. de thé avec du lait pas sucré, 50 gr. de pain
blanc rôti.*

10 heures. — *100 gr. de jambon, 30 gr. de pain blanc, 10 gr. de
beurre.*

Midi. — *150 gr. de bœuf rôti, 50 gr. de purée de pommes de terre
ou 50 gr. d'épinards, 50 gr. de carottes ou de purée de haricots.*

2 heures. — *100 gr. de thé avec du lait non sucré, 50 gr. de pain
rôti.*

---

(1) Rosenheim. *Krankheiten der Speiserohre und der Magens,* p. 252,
in Mathieu. *l. c.,* p. 286.

(2) Boas. *Diagnostik und Therapie, der Magenkrankheiten,* II Theil, 1893.
in Mathieu, *l. c.*

7 heures. — *100 gr. de poisson maigre frit, 50 gr. de pain blanc, 10 gr. de beurre, 100 gr. de crème.*

9 heures. — *50 gr. de crème.*

2ᵉ Régime.

8 heures. — *50 gr. de crème, 50 gr. de pain blanc, 10 gr. de beurre.*

10 heures. — *100 gr. d'œufs brouillés, 30 gr. de pain blanc ou 100 gr. de truite. 100 gr. de jambon, 100 gr. de bœuf rôti.*

Midi. — *100 gr. de poisson maigre frit, 150 gr. de côtelette de veau ou autre viande maigre, 50 gr. de biscuit, 50 gr. de purée de pommes de terre, 50 gr. d'omelette soufflée (ou quantité égale de nouilles, macaroni).*

2 heures. — *50 gr. de crème.*

4 heures. — *100 gr. de crème. 50 gr. de gâteau sec.*

7 heures. — *100 gr. de viande froide, 50 gr. de pain blanc rôti, 10 gr. de beurre.*

6 heures. — *100 gr. de crème.*

Régime de Dujardin-Beaumetz (1).

1º *Avec diarrhée.*

Régime purement végétal ; féculents, légumes, fruits ; les féculents doivent être pris à l'état de purée ; les légumes doivent être très cuits ; les fruits doivent être en compotes.

Supprimer complètement la viande et les œufs.

Boissons. — La bière, surtout la bière de malt, — 300 gr. de boisson à chaque repas.

Les repas doivent être pris à un intervalle de 9 heures (espace diurne) ; 15 heures (espace nocturne).

2º *Avec constipation.* — Viandes rôties ; pain grillé ; fruits, surtout pêches et raisins.

Régime alimentaire dans la constipation

Régime de M. Dujardin-Beaumetz (2).

Prendre des aliments riches en cellulose (voir tableaux page 98). Donc, régime végétal ; pain de son ; légumes

---

(1) Dujardin-Beaumetz, *l. c.*, p. 210 et suiv.
(2) Dujardin-Beaumetz, *l. c.*, p. 215.

verls ; salades ; épinards ; soupes à l'oseille ; fruits, surtout le raisin (cure de raisin) ; pain d'épice.

Comme boissons : orange et citron, mélangés avec certaines eaux alcalines (Vals, Vichy).

Régime de Rosenheim (1).

7 heures 1/2. — *Un verre d'eau froide.*

8 heures. — *200 gr. de café au lait avec du sucre, 20 gr. de beurre, 100 gr. de pain de gruau.*

10 heures. — *300 gr. de petit lait.*

Midi. — *200 gr. de bouillon, 200 gr. de rôti, 250 gr. de légumes, 100 gr. de compote, 300 gr. de vin blanc.*

2 heures. — *Une tasse de café.*

4 heures. — *300 gr. de képhyr avec 50 gr. de pain.*

7 heures. — *120 gr. de viande, 30 gr. de beurre, 200 gr. de pain, fruits.*

9 heures. — *Un verre de bière.*

D'une façon générale sont favorables : les légumes verts les fruits crus ou cuits (pommes, poires, prunes, figues), les pains de son et grains entiers ; la farine d'avoine et de maïs associée à du miel ; sont contraires : les œufs, le lait et les farineux qui laissent peu de résidu.

Régimes alimentaires dans le Diabéte.

Régime de Pavy (2).

Pavy autorise la viande de boucherie quelconque, (à l'exception du foie,) le jambon, le lard, la viande fumée, salée, séchée ou marinée, la volaille, le gibier.

Poissons de toutes sortes (salés ou marinés).

Soupes, la viande sans autres ingrédients, beefsteaks, consommés, œufs de toutes les manières.

Fromages, fromages à la crème.

(1) Rosenheim. *Krankheiten des Darmes, II ter: Theil II Hœlfte,* p. 521, in Mathieu, p. 303, *l. c.*

(2) F. W. Pavy. *Recherches sur le diabète sucré.*

Beurre, crème, lait (en petite quantité).

Légumes verts, épinards, cresson de fontaine, moutarde et cresson, laitue verte, céleri, radis (en petite quantité), gelée (épicée, mais peu sucrée), blanc manger avec de la crème, mais sans lait.

Dans la préparation ordinaire de ces gelées blanches, à part les amandes, la corne de cerf, etc., on emploie du sucre qu'on supprimera chez les diabétiques.

Œufs en crème sans sucre.

Noix et fruits à amandes (en petite quantité).

Pain aux amandes, au son et au gluten pour remplacer le pain ordinaire.

Thé, café, cacao, sherry sec, vin de Bordeaux, cognac et spiritueux non sucrés, eau de Seltz, Burton-ale amère (en petite quantité).

Régime de Seegen (1).

Seegen donne aux malades, suivant leurs besoins, des viandes de toutes sortes, viande fumée, jambon, langue, lard.

Poissons de toutes sortes, huîtres, moules, écrevisses, homards.

Pain, 40 à 60 grammes par jour, pas de pain de gluten.

Fromage.

Beurre, crème.

Epinards, salade cuite, salade d'endives, concombres, asperges vertes, cresson, oseille, artichauts, choux-fleurs, (quantité modérée), carotte, navet, choux blancs, haricots verts, fraises, groseilles, framboises, oranges, amandes, noix.

Pain en très petite quantité et sur l'ordonnance du médecin.

Eau, eau de Seltz, thé, café, tous les vins non sucrés et peu alcoolisés ; en très petite quantité, lait, cognac, bière amère, demi-litre lait d'amandes non sucré, limonade sans sucre.

Méthode de During (2).

Le matin de 6 à 7 heures 1/2. — Enveloppement dans un

____

(1) Seegen. *Diabetes Mellitus*, p. 174. 2ᵉ édit. Berlin, 1875.
(2) *Ursache und Heilung des Diabètes Mellitus*, 3ᵉ édit., p. 48. Hanovre, 1886.

.drap mouillé, la fenêtre ouverte, puis frictions froides jusqu'à ce que le corps soit réchauffé.

A 7 heures 1/2. — Lait avec un peu d'eau de chaux ou un peu de café sans sucre, pain blanc rassis à volonté ou soupe au riz, bouillie (sarrazin) ou perles à l'eau sans beurre, cuites avec un peu de sel (les céréales doivent être préparées, déjà la veille ; après avoir été bien lavées, elles restent la nuit dans des vases vernissés avec de l'eau : le matin, on cuit lentement de 2 à 4 heures à un feu très vif).

Promenade de 1 à 2 heures et mouvements à l'air frais.

De 11 à 11 heures 1/2. — Tartine au beurre avec du pain blanc rassis et un œuf à la coque (durée de la cuisson : 2 minutes dans l'eau bouillante — séjour de 2 minutes dans l'eau froide parce que l'albumine reste liquide), un demi-verre de bon vin rouge coupé d'eau.

Une soupe au riz ou au froment peu épaisse avec ou sans lait, cuit à part et coupé d'eau de chaux qu'on ajoute à la soupe au moment de servir.

Promenade d'une demi-heure ou d'une heure.

Une heure de repos ou de sommeil avant de se mettre à table.

De 2 à 3 heures. — Riz, viande rôtie jusqu'à 250 grammes avec le jus, pas de graisses, pas de sauces — purée de pois ou de haricots blancs.

Pommes sèches, prunes sans leur peau, cerises sans sucre cuites au moins une heure et demie.

A la fin de la cuisson, on ajoute pour 500 grammes de prunes, une demi-cuillerée à thé et pour les pommes une demi-cuillerée plus pleine de bicarbonate de soude.

Légumes verts, asperges, haricots, carottes, choux-fleurs et toutes les variétés de choux cuits à l'eau et au sel.

Toujours *blanchir* les légumes.

Un petit verre de vin rouge coupé d'eau.

Promenade de 1 à 3 heures ou mouvements en plein air.

Le soir à 7 heures, riz, soupe perlée avec un peu de sel, sans beurre et passée au tamis ; pour quelques malades on pourra ajouter un peu de lait et d'eau de chaux.

Promenade d'une demi-heure au moins.

A 9 heures ou au plus tard 10 heures, coucher.
Dormir les fenêtres ouvertes.

En résumé : 80 à 120 grammes de riz bien cuit, semoule, soupe au gruau ou bouillie de sarrasin, 250 grammes de viande fumée ou rôtie, compote de pommes sèches, prunes ou cerises en petite quantité, un peu de vin rouge ; hydrothérapie pendant une heure et demi ; sept heures de promenade ou de mouvements en plein air.

Régime de Dickinson (1).

1° *Aliments permis :*

N'importe quelle variété de viande fraîche en quantité abondante et sans exception.

La viande conservée, salée, fumée, préparée de n'importe quelle manière, mais sans sucre ni miel.

Gibier et volaille de toutes sortes.

Poissons frais ou conservés de toutes sortes.

Soupes de toutes sortes, mais sans farines ou addition de légumes défendus.

Gelées non sucrées, pas de substances gélatineuses.

Graisse liquide ou solide. Beurre, fromage à la crème et fromage blanc, crème.

Légumes verts et cuits, choux pommés, choux-fleurs, épinards, brocolis, choux de Bruxelles, chou-rave.

Haricots, pointes d'asperges, les légumes herbacés non cuits, laitue, cresson de fontaine, moutarde et cresson.

Gluten et pain de gluten, farine de son et pain de son, farine d'amandes et pain d'amandes.

Amandes, noix, noisettes, noix d'Amérique.

Epices, glycérine.

Boissons permises. — Eau, eau de Seltz *naturelle* et toutes les eaux minérales. Thé, café, cacao.

-----

(1) W. H. Dickinson. *Diabete.* London, 1877, p. 131.

Tous les spiritueux non sucrés : cognac, whisky, gin, rhum.

Vins de Bordeaux, de Bourgogne rouges ou blancs. Sherry sec.

2° Aliments défendus.

Sucre, sirops, miel.

Farine et pain, macaroni, nouilles, farine de maïs. Arrow-root, sagou, tapioca, avoine, orge, pommes de terre, betterave, panais, carotte, rave, radis, oignons. Toutes les racines en général.

Céleri, chou, rhubarbe, pois, haricots, châtaignes.

Tous les fruits sucrés et conservés.

Le lait, le petit lait, le lait écrémé.

Chocolat. Toutes les bières.

Cidre, Champagne. Les vins mousseux en général. Les liqueurs sucrées.

Régime de Lahmann (1).

1° *Le matin*. — Lait ou chocolat sans sucre.

2° *Déjeuner*. — Fruits de la saison et, si possible, radis.

3° *A midi*. — Légumes verts ; épinards, choux, haricots, salade verte, *un peu* de viande, riz (ramolli 12 heures et cuit 6 heures), des radis ou des fruits, fromage blanc et frais.

4° *Le soir*. — Salade verte avec un œuf. Radis et fruits. Un verre de petit lait battu et un peu de croûte de pain égrugé.

Comme boisson, de l'eau et un peu de limonade au citron en petite quantité, un peu de vin tous les deux ou trois jours.

En somme, régime d'inanition (!) il suffit de consulter les tableaux relatifs aux aliments végétaux pour voir les quantités considérables qu'il en faudrait consommer pour arriver au taux de la ration d'entretien.

____

(1) Lahmann. *Die diætetische Blutenmischung als Grundursache aller Krankheiten*, p. 56. Leipzig. 1892.

Régime d'Ebstein.

Pour Ebstein, il ne faut pas instituer le régime d'une façon théorique.

Si le traitement doit être institué dès le début de la maladie la diminution des aliments contenant des hydrates de carbone doit être proportionnée à la gravité de la maladie. Chez les malades menacés de coma diabétique, l'institution brusque du régime albumineux est périlleuse.

Chez les *obèses* dont le *diabète* est *léger*, on peut tenter une diminution temporaire et rigoureuse des aliments hydro-carbonés, voire même la suppression.

Chez les *débilités*, il faut procéder avec prudence.

Le régime devant subsister toute la vie, on doit éviter tout superflu dans l'alimentation, mais craindre tout ce qui peut produire l'inanition.

Il n'y a pas à proprement parler d'aliments *permis* et d'aliments *défendus*.

Les viandes, les œufs, les fromages, doivent toujours être donnés, mais avant tout l'alimentation doit être agréable au malade. Les graisses sont les plus avantageux de tous les aliments pour le diabétique, aussi doit-il en consommer une plus grande quantité que l'individu sain, le beurre et le gras de jambon doivent avoir la préférence. La graisse doit être donnée fraîche.

Les végétaux seront donnés pour faciliter l'incorporation des graisses ; il faut s'adresser, dans ce cas, aux champignons, aux choux et salades ; les crucifères surtout sont à recom-mander. Les fruits sont défendus.

Comme pain, Ebstein recommande le pain à l'aleuronat. Les pommes de terre doivent être supprimées complètement dans le régime du diabétique. On ne doit pas ennuyer les malades ; si 100 grammes de pain sont équivalents à 300 grammes de pommes de terre, il faut s'en tenir au pain.

Quant aux boissons, le malade ne doit jamais souffrir de la soif.

L'alcool est à supprimer; on doit employer les eaux gazeuses de préférence; la bière ne doit jamais être permise.

Du pain chez les diabétiques.

L'usage du pain est entré à ce point dans nos habitudes,
en France, du moins, que vouloir le supprimer de l'alimentation des diabétiques, c'est s'exposer d'avance à un refus
plus ou moins éloigné de la part des malades de continuer un
tel régime.

Aussi, s'est-on de tout temps efforcé de remplacer le pain
par des produits qui, comme on va le voir, ont été le plus
généralement mal accueillis ou n'ont plus répondu au but
qu'on s'était proposé.

Pavy (1) a imaginé un *pain d'amandes* assez semblable aux
gâteaux secs aux amandes et aux œufs — la pâte d'amande
était débarrassée de son sucre et de sa dextrine par un lavage
à l'eau bouillante; le résidu renfermait 25 0/0 d'émulsine
et 54 0/0 de matières grasses.

J. M. Camplin (2) a tenté d'introduire le pain de son; il
contient à vrai dire peu d'amidon (25 0/0 environ), mais sa
valeur nutritive est presque nulle ; son goût fade est désagréable ; de plus, il renferme relativement une grande quantité d'acide oxalique et détermine des phénomènes dyspeptiques la plupart du temps. Enfin, d'après Fr. Hofmann (3),
l'addition de cellulose à la viande, même en petite quantité
— ce qui n'est pas le cas — en diminue la résorption.

Dans le but d'augmenter la richesse en azote du pain et de
diminuer pour un même poids la proportion des hydrates de
carbone par rapport au pain ordinaire, on a proposé d'incor-
porer à la pâte du sang desséché, de la poudre de viande (4),
de l'extrait de viande (5). Mais ces pains ne peuvent remplacer

---

(1) F. W. Pavy. *Recherches sur le diabète sucré.* 1864.

(2) J. M. Camplin. *On the juventia and lædentia in diabetes.— Communi-
cated by Richard Wright. — (Med. ch. Transact.)*, vol. XXXVIII, p. 73.
London, 1855.

(3) Fr. Hoffmann, *in Voit Sitzungsber. der bayr. Akad.* Décembre 1869.

(4) Birnbaum. *Das Brotbacken,* p. 313. Braunschweig, 1878.

(5) F. A. v. Lühdorf, *Winke für Zuckerkranke.* Hambourg, 1888.

le pain ordinaire dont ils n'ont en rien le goût; ajoutons à cela que v. Lüdhorf recommande l'emploi de la farine de sarrasin dont on ne comprend guère le but, ainsi qu'on va le voir.

On s'adresse généralement pour la fabrication du pain à la farine provenant de céréales, dans certains pays à celle du sarrasin qui n'en est pas une, et, dans ce dernier cas, le pain ou plutôt la galette qu'on obtient n'a pas l'aspect poreux des autres; vu la faible proportion de gluten qu'elle renferme, elle ne lève pas.

Et pourtant certains auteurs en ont vanté l'emploi dans le diabète (1).

La richesse de sa farine en hydrates de carbone ne le cède en rien à celle des autres (74, 25 0/0 de substances extrac-tives non azotées, dont 70,24 amidon, 2.95 gomme, 1.06 sucre) (2).

On s'est adressé à la farine de la *fève de soja*, dont la teneur en hydrates de carbone est peu considérable (38.12 0/0 (3), mais les observations de Miura (de Tokio) (4), de Dujardin-Beaumetz (5) lui sont peu favorables. Son mauvais goût en a empêché complètement l'usage.

D'autres médecins ont conseillé l'emploi de la croûte du pain ou celui du pain grillé; il suffit de jeter un coup d'œil sur les analyses faites par Esbach (6) pour voir combien cette pratique est peu justifiée.

100 gr. de croûte de pain ordinaire donnent 76 gr. de sucre.
100 gr. de mie   —   —   52   —

Bouchardat (7) eut l'idée d'employer l'albumine des

(1) A. M. Duncan et P. S. Root. *International medical Congress*. Melbourne, 1889. Addressed by F. v. Muller, président of the Section of Pharmaco-logy, p. 7.
(2) König. *Die menschlich. Nahrungs und Genussmittel*. Berlin, 1880. p. 624.
(3) König, *l. c.* p. 625.
(4) Miura. *Dixième Congrès international de médecine*. Berlin, 1891.
(5) Dujardin-Beaumetz. *id.*
(6) Esbach. *Bull. de Thérap.* 1883, t. CIV, p. 201.
(7) Bouchardat. *De la glycosurie ou Diabète sucré. Son traitement hygié-nique*. Paris, 1875.

céréales, c'est-à-dire le gluten, à la fabrication du pain,
et, dans cette voie, il a été suivi par un grand nombre
d'imitateurs.

On fait des pains de gluten, des biscuits de gluten, des
pâtisseries au gluten.

Mais *tous* ces pains, quelle qu'en soit la marque, renferment
des hydrates de carbone.

Sous peine d'obtenir des produits d'un goût désagréable,
qui en rend bientôt l'usage si pénible qu'on doit y renoncer (1),
le gluten doit être mélangé à de la farine.

Boussingault (2) et König (3) montrent dans leurs analyses
que la richesse de certains pains de gluten peut aller jusqu'à
60 et 64 0/0 en hydrates de carbone, alors que des pains de
bonne qualité en renferment seulement de 45 à 55 0/0.

Les essais de Woltering (4) ont été infructueux, bien qu'il
employât du gluten fabriqué d'une façon toute nouvelle.

Furbringer (5) cite des pains ne renfermant pas plus de
10 0/0 d'amidon, mais ces produits n'ont du pain que le nom,
et nullement le goût et l'aspect.

Les analyses suivantes empruntées au livre d'Ebstein sur
le régime des diabétiques montre la composition des différentes farines de gluten, suivant les proportions employées :

POUR 1 DE FARINE DE FROMENT	Eau	Substances azotées	Graisse	Hydrates de carbone	Cellulose	Cendres
		%				
3 de gluten .	27.49	15.69	0.21	53.58	0.98	2.05
4 d° .	40.69	16.05	0.18	40.53	0.91	1.64
5 d° .	46.02	16.88	0.16	34.89	0.60	1.45
6 d° .	45.73	17.80	0.16	34.38	0.55	1.43
7 d° .	48.02	18.66	0.15	31.19	0.44	1.34

(1) Demange art. *Diabète* in dict. Dechambre. Paris, 1883, p. 654.

Külz. *Beitrag. z. Path. und Therapie des Diabetes mell.* Marbug. 1874. p. 143.

Ritthausen. *Die Eiweiskörper der Getreidearten, Hübenfreichte und OEl-*
samen p. 246 et 247. Bonn. 1872.

(2) Boussingault. *Annales de Chimie,* 1876.

(3) König, *loc. citato,* p. 633 et note 15.

(4) Woltering. *Ueber Klebermehl und ein neues Diabetikerbrot. Therap.*
Monatshefte, p. 159. *Berlin,* 1888.

(5) Furbringer. *Deutsch. Arch. f. klin. Med.* XXI, p. 503, 1878.

Jusqu'à ces dernières années, on avait seulement utilisé l'albumine de froment.

On a eu l'idée, ces derniers temps, de recourir à l'emploi d'une autre albumine végétale, l'aleuronat, qu'on rencontre dans un grand nombre de plantes (lupins jaune et blanc, amandes douces, amères, courge, ricin) dans la graine et surtout dans le périsperme. Suivant son origine, sa composition et son aspect varient.

Obtenu la première fois par Hartig (1), il existe actuellement plusieurs procédés de préparation (Hartig (2), Ritthausen (3), Sachsse (4) Wegl, Hindhausen). On peut avec l'aleuronat faire un pain sans traces d'amidon, mais pour l'employer longtemps, il faut ajouter ici encore de la farine (5).

L'avantage que posséderait l'aleuronat serait, d'après Ebstein, sa pureté plus grande au goût et ses emplois multiples.

D'après les recherches de Kornauth (6) et de Gruber de Vienne, de Constantidini (7) dans le laboratoire de Voit, sa digestibilité et son assimilation seraient très grandes. L'emploi de l'aleuronat permet toujours d'après Ebstein d'élever à un degré inconnu auparavant la quantité d'albumine du pain, des pâtisseries et autres mets.

	Albumino ïdes	Hydrates de carbone	Eau	Cellulose	Cendres
Aleuronat.........	80 %	7.01 %	8.8 %	0.45	0.78
Farine de blé......	10.2 %/°	74.7 %	13.5 %		

L'aleuronat coûte cinq fois plus cher que le froment, mais, si l'on tient compte de la grande quantité d'albumine qu'elle

(1) Hartig. *Jahr. f. Chemie.* 1858, p. 491.

(2) Hartig, *l. c.*

(3) Ritthausen. *Die Eiweisskörper* et *Bulletin Société chimique*, XXXVI, 640 et XXXVIII.

(4) Sachsse. *Sitzber. der Naturf.* Leipzig 1876, p. 23.

(5) Ebstein, *l. c.*

(6) Kornauth. *Fütterungsversuche mit Aleuronat. Son. Abdr. a. d. osternlandwirthshaffte.* Centralblatt 5 Helft. Graz. 1892.

(7) Constantidini. *Zeitschrift f. biologie*, 1887. V. p. 423.

renferme et de son assimilation en tant qu'aliment, le prix de l'aleuronat est très inférieur à celui de la viande et du poisson, ce qui élargit considérablement son rôle.

D'après les recherches de Schulze (1) pour obtenir 30, 40 50 et 60 0/0 d'azote dans la substance sèche du pain, il est nécessaire de mélanger, comme il suit, l'aleuronat et la farine de froment.

ALEURONAT	FARINE de FROMENT	
1	3	donnent 1 pain ayant 30 % de substances azotées sèches.
3	5	do do 40 % do do
1	1	do do 50 % do do
5	3	do do 60 % do do

On peut employer avec l'aleuronat la farine de blé ou celle de seigle; pour faire lever la pâte on emploie de la levure sèche et pure ne contenant pas d'amidon ; on ajoute un peu de sucre, juste assez pour que la levure produise une fermentation. Si on prend les chiffres de König (2) pour la composition de la farine de blé, on a les chiffres suivants pour ces différentes sortes de pains :

	Albuminoïdes	Hydrates de carbone	Eau
0/0 N° 1..................	27.65	55.27	»
N° 2..................	36.36	49.31	»
N° 3..................	45.10	40.85	»
N° 4..................	52.57	32.39	»
Pain de froment......	7.06	56.58	»

Ebstein recommande également l'emploi de l'aleuronat pour remplacer la farine dans la préparation des aliments destinés aux diabétiques; il faut seulement prendre deux fois plus d'aleuronat que de farine.

(1) Schulze, *in Ebstein, l. c.*
(2) König, *l. c.* p. 619.

Néanmoins, un pain, ou du moins un aliment ayant tous les caractères de ce qu'on est habitué à désigner sous ce nom, *dépourvu d'hydrates de carbone*, n'a pu encore être obtenu.

Des boissons

Ici, il faut envisager la quantité et la qualité .

Pour Bouchardat (1) et M. Dujardin-Beaumetz (2), il faut restreindre l'emploi des liquides alcooliques ; autant que possible, le malade ne devra boire que du vin coupé d'eau, d'eau alcaline, et ne pas boire entre les repas. On pourra lui donner des tisanes amères.

Pourtant Bouchardat (3) donne, par 24 heures, 1 litre de vin pour l'homme, 1/2 litre de vin pour la femme.

Pour Ebstein (4), pour Griesinger (5), il ne faut pas que le diabétique souffre de la soif. Dans certains cas, Ebstein ordonne même de boire beaucoup, mais les auteurs s'entendent plutôt pour défendre les boissons alcooliques.

Kritz (6) dit n'avoir pas eu d'aggravations à la suite de l'usage du vin.

Ebstein conseille les eaux chargées d'acide carbonique parce qu'elles sont plus rapidement absorbées (7) ; les infusions de thé et de café, à cause de leur teneur en acide oxalique, doivent être assez faibles, et ne renfermer ni lait ni sucre.

Du sucre

Le sucre de canne ou de betterave doit être proscrit de l'alimentation des diabétiques d'une façon formelle. La

(1) Bouchardat, *l. c.* p. 184.
(2) Dujardin-Beaumetz. *Dixième congrès international de Berlin*, 1891, p. 89, et *Hygiène alimentaire*, p. 181.
(3) Bouchardat, *l. c.* p. 201.
(4) Ebstein, *l. c.*
(5) W. Griesinger. Berlin, 1872, p. 408.
(6) Kritz. *l. c.* p. 166.
(7) Quincke. *Arch. f. exp. Path.* VIII, p. 101. 1877.

glycérine, la saccharine (1) procurent des inconvénients. La lévulose pourra être employée par le diabétique qui ne peut se passer de sucre. Worm Müller (2) n'en a jamais retrouvé de traces chez les diabétiques.

Du régime alimentaire dans les troubles de la circulation

Affections cardiaques — Cœurs gras - Obésité

RÉGIME D'OERTEL (3) (traduction personnelle).

La méthode d'Œrtel comprend les chapitres suivants, comme traitement des affections du cœur :

1º Action de l'accumulation de l'eau dans le sang et les tissus;

2º *Alimentation*. Diminution de l'excès de graisse amassé dans le corps ; élévation de la teneur en matières azotées ou augmentation de la graisse ou des matières azotées qui font défaut ;

3º Action mécanique sur le cœur :

a) Action indirecte par la marche, l'ascension, la gymnastique ;

b) Action directe par le massage du cœur et des artères ;

5º Bains (action thermique, action sur le système vasculaire et les échanges.)

(1) Leyden. *Médic. Chim. Rundschau*, 1866, n° 13.
(2) Worm Muller, d'après *Maly's Jahresbericht.. f. thérap.. Chem.* XV, p. 450. Wiesbaden, 1886.
(3) Œrtel. *Handbuch der allegem. Ther. Kreislaufs-Storung.* Leipzig 1891, p. 111 et suiv.

Dans le régime alimentaire, OErtel distingue les classes suivantes :

1ʳᵉ Classe. — Excès de graisse avec affaiblissement plus ou moins prononcé de la force cardiaque.

Il indique les 3 cas suivants :

A. — *Excès de graisse. — Pléthore ou adynamie débutante du cœur.*

1° Augmenter l'albumine ;
2° Diminuer les substances adipogènes :
3° Maintenir les boissons sensiblement à la moyenne physiologique.

B. — *Obésité avec pléthore séreuse.*

1° Augmenter l'albumine ;
2° Diminuer les corps adipogènes et la boisson.

C. — *Obésité chez les personnes âgées avec hydrémie,* personnes chez lesquelles non seulement les matières azotées, mais encore la teneur en graisse sont en train de diminuer.

1° Augmenter la ration azotée dans certains cas, les graisses et les hydrates de carbone ;
2° Diminuer les boissons.

Régimes

	Eau	Albuminoïdes	Graisse	Hydrates de carbone
Minimum......	973	156	25	75
Maximum......	1413	170	45	120

On trouvera dans les tableaux suivants des exemples de ces régimes avec plus de détails :

Régime minimum (1).

BOISSONS	QUANTITÉ en grammes et centilitres	TENEUR en Eau	Albumi-noïdes	Graisses	Hydrates de carbone
Matin (7 à 8 heures).					
Café..............	120	113.6	0.21 (2)	0.62	1.7
Lait..............	30	26.2	1.29	0.96	1.7
Avant le dîner (10 à 11 h.).					
Porto.............	50	38.7	0.08	»	3
ou Bouillon........	100	99.1	»	0.8	«
Dîner (1 heure).					
Vin et eau........	200	172.2	»	»	4.8
Après dîner (4 heures).					
Café.........	80	75.6	0.12	0.4	1.1
Lait..............	20	17.5	0.7	0.7	0.9
Souper (7 heures).					
Vin..............	200	172.2	»	»	4.8
ou Eau et vin......	250	215.3	»	»	7.2
TOTAL.......	750	616.	3.12	2.68	17.5

(1) J. OErtel, *l. c.,* p. 140.
(2) Caféine.

ALIMENTS	QUANTITÉ en grammes et centilitres	TENEUR en Eau	Albumi-noïdes	Graisses	Hydrates de carbone
Matin (7 à 8 heures).					
Pain blanc.........	25	8.9	1.8	0.1	14.6
2 Œufs à la coque.	90	66.2	11.2	10.8	0.4
ou Viande rôtie. ..	50 à 100	29	19.1	0.8	»
Sucre.............	5	0.1	0.02	»	4.8
Avant dîner.					
Viande froide......	50	29.5	19.1	0.9	»
ou Jambon maigre.					
Pain de son........	20	8.4	1.2	0.08	9.8
Dîner.					
Soupe	0 ou 100	91.6	1.1	1.5	5.7
Viande de bœuf rôtie	150	87.5	57.3	2.6	»
ou viande de bœuf					
cuite avec graisse	150	85.2	51.5	11.2	4.2
Salade verte.......	25	23.5	0.3	1	0.5
ou Choux..........	50	35.5	0.8	0.02	4.2
ou Farineux.......	100	45	8.7	15	28.9
Pain de son........	20	8.4	1.2	0.08	9.8
ou Fruits..........	100	8.5	0.3	»	15
Après dîner.					
Sucre.............	5	0.1	0.2	»	4.8
Souper.					
2 Œufs à la coque.	90	66.2	11.2	10.8	0.4
Viande rôtie maigre	150	87.5	57.3	2.6	»
Salade.............	25	23.5	0.2	1	0.05
Pain de son........	20	8.4	1.2	0.08	9.8
Fromage..........	15	5.4	3.6	4.5	0.6
ou Fruits..........	100	85	3	»	15
Total.......	700	357	154.5	23.74	56.3

Régime par 24 heures.

Eau...............	973	Graisse	26.3
Albuminoïdes..........	157.6	Hydrates de carbone....	72.8

Régime maximum.

BOISSONS	QUANTITÉ en grammes et centilitres	TENEUR en Eau	Albumi-noïdes	Graisses	Hydrates de carbone
Matin (7 à 8 heures).					
Café.............	120	113.6	0.21 [1]	0.62	1.7
Lait.............	30	26.2	1.29	0.96	1.2
Avant dîner (10 à 11 heures).					
Vin	100	86.1	»	»	2.4
ou Bouillon........	100	99.1	»	0.08	»
ou Eau...........	100	100	»	»	»
Vin de Porto......	50	38.7	0.8	»	3
Dîner (1 heure),					
Vin	250	215.3	»	»	7.2
Après dîner (4 heures).					
Café.............	120	113.6	0.21	0.62	1.7
Lait.............	30	26.2	1.29	0.96	1.2
Souper (7 heures).					
Vin	250	215.3	»	»	7.2
Eau à boire comme on voudra.......	100 à 150	»	»	»	»
TOTAL.......	1000	896.3	3	3.16	22.6

(1) Caféine.

ALIMENTS	QUANTITÉ en grammes et centilitres	TENEUR en Eau	Albumi-noïdes	Graisses	Hydrates de carbone
Matin.					
Pain blanc.	35 à 70	12.4	2.4	0.2	19.6
	»	24.9	4.9	0.4	39.2
2 Œufs à la coque.	70	66.2	11.2	10.8	0.4
ou Viande rôtie. . . .	100	58	38.2	1.7	»
Sucre.	5	0.1	0.02	»	4.8
ou Beurre.	12	1.7	0.08	9.9	0.06
Avant dîner					
Viande froide ou jambon maigre..	50	29.5	19.1	0.9	»
Pain de son.	20	8.4	1.2	0.08	9.8
Dîner					
Soupe.	0 à 100	91.6	1.1	1.5	5.7
ou Poisson (brochet)	100	74.7	22.1	0.06	0.70
ou Vinaigre.	25	23.5	»	»	0.10
Viande de bœuf rôtie	150	87.5	57.3	2.7	»
	à 200	116	76.4	3.4	»
Viande de bœuf cuite avec graisse.	à 200	113 6	68.3	15	0.08
Salade verte.	50	47.1	0.7	1	1.1
ou Légumes.	50	35.5	0.8	0.2	4.2
Farineux.	100	45	8.7	15	28.9
ou Pain.	25	7	2.4	0.2	15
Fruits.	100	85	0.03	»	15
Après dîner.					
Sucre	5	0.1	0.02	»	4.8
Souper.					
Caviar.	12	6.4	3	1.5	»
ou Saumon fumé ..	18	9.2	4.3	2.1	0.07
ou 2 Œufs à la coque	90	66.2	11.2	10.8	0.04
Gibier, beefsteak..	150	87.5	57.3	2.7	»
Fromage.	15	5.4	3.6	4.5	0.6
Pain de son.	20	8.4	1.2	0.08	9.8
ou Fruits.	100	85	3	»	15
TOTAL.	852	517.5	166.1	394	94.8

*Etat graisseux normal ou même maigreur avec adynamie
cardiaque, — hydrémie, — anémie.*

Les corps gras sont mal utilisés (un cinquième dans les
féces) ; les albuminoïdes sont bien assimilés ; les hydrates de
carbone doivent suppléer les graisses.

Petit déjeuner.

150 cc. de thé, de café, de cacao ou de chocolat au lait.
50 gr. de pain blanc avec du miel, sans beurre, ou gâteaux sucrés.
1 œuf à la coque.

2e Déjeuner.

30 à 40 grammes de viande froide ou de viande rôtie ou poissons
ou huîtres.
25 gr. de pain.
50 cc. de Porto, Tokay.
Quelques fruits secs, sucrés, dattes, raisins secs, figues ou, suivant la saison, des fruits sucrés.

Repas de midi.

150 à 200 gr. de viande préparée de diverses façons.
Légumes verts et pommes de terre, sans graisse, riz, fruits,
compotes sucrées.
50 gr. de pain ou d'aliment farineux, un peu de fromage.
250 cc. vin, bière, une demi-heure à une heure et demie après le
repas.
Si le besoin s'en fait trop sentir.
100 cc. de liquide en mangeant.

Après-midi.

150 à 200 cc. thé, lait. café, chocolat.
50 gr. gâteaux ou fruits suivant la saison.

Souper.

Cacao, viande froide, 150 à 200 gr. comme à midi ; compotes
sucrées ou fruits secs sucrés, fromages, pain 50 gr. ou patisserie.
Une demi-heure ou une heure après, 250 cc. de vin ou de bière.
Poisson de réserve, pour la journée : 200 à 300 cc. de vin ou bière.

Régime alimentaire dans les maladies du cœur avec lésion.

Déjeuner. — Une tasse de café ou de thé avec un peu de lait ; 150 gr. à 175 gr. de pain.

Avant dîner. — Suivant l'état digestif, 1 ou 2 œufs à la coque ou 30 à 40 gr. de viande froide ou fraîche rôtie ; 100 cc. de vin (Porto 50 cc.) ; un peu de pain.

Dîner. — 100 gr. de soupe; 150 à 200 gr. de viande préparée de différentes manières, telles que viande de bœuf, de veau, gibier, volaille pas trop grasse rôtie ou cuite ; salade ou légumes légers au choix ; de même quelques poissons pas trop gras.

25 gr. de pain, ou 100 gr. de farineux ; 100 gr. de dessert ; 200 gr. de fruits, de préférence frais, et une petite quantité seulement de fruits secs.

Au dîner, on doit éviter les boissons. Seulement dans les temps très chauds ou par manque de fruits, on peut prendre un sixième jusqu'à un quart de litre de vin léger, de bière, quelque temps après le repas.

Au souper. — Poissons comme ci-dessus ou des œufs. 25 gr. de pain, un petit morceau de fromage à la rigueur ; salade et fruit.

Comme boisson 1/6, 1/4 de litre de vin ou de bière et à la rigueur 1/8 de litre d'eau qu'on doit boire autant que possible 1/2 heure à 1 heure après le repas, jamais pendant.

Ne jamais manger beaucoup à la fois à chaque repas, et diviser la quantité attribuée à chaque jour par petites portions.

Les huîtres et le caviar peuvent être également consommés.

2° Pour les malades atteints précédemment d'obésité ou de cœur gras.

Les prescriptions alimentaires précédentes peuvent être données.

De temps en temps, il faudra surveiller le poids pour savoir à quel moment supprimer les aliments adipogènes.

Régime alimentaire dans l'albuminurie

RÉGIME DU Dʳ LASSERRE (1).

Le lait, depuis longtemps employé d'une façon empirique dans le traitement des hydropisies, est maintenant reconnu comme l'aliment de choix dans les affections rénales. Des travaux récents sur la digestion sont venus corroborer les résultats fournis par la pratique et consacrer l'efficacité du régime lacté exclusif dans le traitement des néphrites.

Il a une action diurétique qui favorise l'élimination des matériaux toxiques formés dans l'organisme.

Bien digéré, il ne donne qu'une quantité insignifiante de résidus et aucun des principes qu'il renferme n'est nocif pour l'épithélium rénal.

Il réduit les fermentations et les phénomènes de putréfactions intestinales à leur minimum. Vintervitz (2) a démontré récemment qu'il possède une force retardatrice sur la putréfaction des albuminoïdes et la formation des premiers produits intimes de décomposition (leucine, tyrosine, etc.), ainsi que sur les produits ultérieurs (indol, skatol, etc.).

Enfin, non seulement il est d'une digestion facile, mais, en outre, il produit sur les voies digestives des effets thérapeutiques remarquables.

Pour toutes ces raisons, le lait est l'aliment de choix dans l'albuminurie et, dans certains cas, il est même le seul aliment possible. Le *régime lacté exclusif* possède, en effet, de nombreuses applications dans les affections rénales.

Il s'impose d'abord dans les néphrites aiguës et, dans ces cas, il est l'agent le plus actif de la guérison. C'est par son emploi rigoureux que l'on peut espérer obtenir le retour complet à l'état sain de l'organe malade ; il empêche l'établissement de lésions définitives. Il en est de même pour les accidents aigus survenant dans le cours des néphrites chroniques.

(1) Lasserre. *Gazette des hôpitaux*, 1894, n° 44.
(2) Cité par Rondot, in *Régime lacté* (Bibl. Charcot-Debove).

Chaque fois, en un mot, que l'on peut diagnostiquer l'existence d'une poussée congestive sur le rein, il faut aussitôt établir rigoureusement le régime lacté exclusif.

Dans les néphrites chroniques, chaque fois que l'on pourra craindre l'apparition de l'insuffisance urinaire et, à plus forte raison, lorsque des accidents d'origine cardiaque ou d'ordre urémique se seront déclarés, il y a urgence absolue à instituer ce régime dans toute sa rigueur. Seul, il possède dans ces cas une valeur thérapeutique réellement efficace.

Lorsqu'on se trouve en présence d'une albuminurie dont l'origine est inconnue, dont on ignore l'ancienneté, il est indiqué également de commencer, s'il s'agit d'un malade vigoureux, par établir le régime lacté absolu, qui pourra, dans quelques cas, amener une amélioration rapide et parfois même la guérison. Mais si, après trois semaines environ de ce régime, la diminution de l'albumine ne se produit pas, ou cesse de progresser, il faut revenir à un régime moins exclusif. Cette indication a été nettement posée par M. Brault (1).

Enfin, dans les cas d'albuminurie survenant dans le cours de la grossesse, l'alimentation exclusivement lactée, que M. le professeur Tarnier conseille depuis longtemps, sera le meilleur moyen de prévenir les accidents éclamptiques. Tous les accoucheurs sont unanimes à ce sujet, comme l'a montré la discussion qui a eu lieu récemment à l'Académie de médecine (2) sur le traitement de l'éclampsie. Ce que nous savons sur le rôle du lait dans les auto-intoxications et les recherches récentes sur la pathogénie de l'éclampsie, contribuent d'ailleurs à donner une nouvelle force à cette méthode thérapeutique.

Tels sont les cas dans lesquels la diète lactée s'impose d'une façon rigoureuse, son application pouvant être pour le malade une question vitale.

Le lait étant un aliment complet peut suffire, pendant quelque temps, à l'alimentation d'un adulte, surtout quand il

_____

(1) Brault. *Traité de médecine*, t. X, p. 730.
(2) *Bull. de l'Acad. de méd.* janv. 1893.

est soumis au repos absolu (nous verrons plus loin qu'il est
insuffisant pour nourrir un homme valide). Mais encore faut-il
pour cela qu'il soit pris en quantité suffisante. La dose quotidienne nécessaire est de 3 à 4 litres en moyenne. Mais souvent cette dose sera difficilement tolérée ; elle provoquera
des troubles digestifs, tels que vomissements, diarrhée, et
produira un dégoût absolu pour cet aliment. Là sont les
écueils du régime lacté intégral, contre lesquels le médecin
doit lutter de toutes ses forces.

Pour les éviter, il faudra régler d'une manière rigoureuse
la diète lactée et surveiller étroitement les malades qui y sont
soumis. Le lait doit être administré comme un médicament
et non au hasard. Il ne suffit pas de dire au malade de boire
4 litres de lait par jour, il faut lui indiquer les moyens de
supporter facilement cette alimentation monotone, en insis-
tant sur les plus petits détails de pratique qui acquièrent, dans
certains cas, une grande importance.

On commencera d'abord le régime lacté par des doses peu
élevées : 1 litre suffira le premier jour. Certains auteurs pré-
fèrent, sauf les cas d'urgence, laisser manger un peu les
malades les premiers jours, pour arriver graduellement à la
diète lactée qui serait ainsi mieux supportée.

Le lait sera pris à doses fractionnées et à intervalles régu-
liers, par tasse de 300 grammes, toutes les deux heures, par
exemple. M. Labadie-Lagrave recommande que, pendant la
nuit, le malade profite des moments de réveil pour en absorber une certaine quantité, afin qu'il n'y ait pas d'interruption
dans l'action du régime. Ingéré en trop grande quantité à la
fois, le lait donnerait presque toujours lieu à des phénomènes
d'intolérance dont la diarrhée est le premier symptôme.

Le lait est généralement mieux supporté froid ; en tout cas
on laissera au malade toute latitude à cet égard.

Son goût est très désagréable à certains malades ; il faudra alors l'aromatiser avec du cognac, du kirsch, y ajouter
un peu de café noir, du sucre ou du chlorure de sodium, suivant le cas, et conseiller de se rincer la bouche avec de l'eau
de Vichy après chaque prise de lait, pour éviter la fadeur qu'il
provoque et qui, souvent, en amène le dégoût.

S'il entraîne des vomissements, on conseillera de le prendre glacé ou additionné soit d'eau de Vals (une à deux cuillerées à soupe par tasse), soit de bicarbonate de soude (à la dose de 1 gramme). Dans le cas de diarrhée, on le coupera avec de l'eau de chaux.

Le lait de chèvre et le lait d'ânesse pourront, pendant quelques jours, remplacer le lait de vache, s'il n'est plus supporté.

Le lait doit être pris bouilli pour éviter les dangers d'infection possible, d'autant plus à craindre que, chez les albuminuriques, l'organisme est débilité. Mais le lait bouilli est moins digestible que le lait cru ; aussi M. Germain Sée conseille-t-il de le remplacer par le lait stérilisé qui est souvent mieux supporté et dont l'usage a pu, dans quelques cas, faire cesser une diarrhée rebelle. L'emploi du lait stérilisé se répand d'ailleurs tous les jours davantage et est destiné à prendre une grande extension. La simplicité des appareils qui permettent sa préparation à domicile y contribue largement.

Enfin, chez quelques malades qui ne supportent le lait d'aucune façon, on essayera de le remplacer par des laits fermentés, tels que le képhyr ou le koumys.

Le képhyr pourra être très utile chez les albuminuriques dyspeptiques. On l'emploie aux mêmes doses que le lait.

Quand au koumys, d'après Strange, sa valeur alimentaire est assez faible. Cinq litres ne suffiraient pas à la ration d'un adulte, si l'on n'y ajoutait une certaine quantité d'hydrates de carbone.

Sous l'influence de ce régime rigoureux, on voit bientôt les symptômes s'amender : la quantité des urines augmente, les œdèmes disparaissent, les phénomènes qui avaient pu faire craindre l'urémie rétrocèdent, l'albuminurie diminue ; elle peut même, spécialement dans les néphrites aiguës, disparaître complètement. Quinze jours à trois semaines peuvent suffire pour obtenir ce résultat.

Lorsque, après ce temps de régime rigoureux, les urines renferment encore de l'albumine, faut-il continuer la diète lactée, dans l'espoir de faire disparaître cette albuminurie persistante? Non, c'est là une pratique fâcheuse contre laquelle MM. Lecorché et Talamon se sont vigoureusement élevés. La diète lactée trop longtemps prolongée devient inutile. En effet, après trois semaines ou un mois, on a obtenu, par le régime lacté, toute l'amélioration que l'on peut en attendre. La diminution dans la quantité de l'albumine ne continuera plus; elle persistera à un taux minimum sur lequel le lait n'aura plus aucune prise.

En outre, fait bien plus important, le régime lacté exclusif trop longtemps prolongé produit les effets les plus fâcheux, a des inconvénients sérieux qu'il nous faut indiquer maintenant.

C'est d'abord le dégoût qu'il provoque si souvent, très variable d'ailleurs suivant les individus. Cependant il est peu de malades qui ne se fatiguent à la longue de cette alimentation si exclusive et toujours semblable, pour laquelle ils finissent par éprouver une réelle répulsion. Or, chez de nombreux albuminuriques et spécialement chez les brightiques, il surviendra ultérieurement, dans le cours de la maladie, des épisodes aigus dans lesquels la diète lactée redeviendra urgente. On voit quelles difficultés surgiraient alors en présence d'un malade déjà dégoûté du lait par suite d'un usage trop longtemps et inutilement prolongé.

En outre, le lait peut produire à la longue des troubles gastro-intestinaux, qu'il faut, avons-nous dit, éviter avec soin chez les albuminuriques.

Mais le plus grand reproche que l'on puisse faire à la diète lactée est d'être, à la longue, un régime débilitant, anémiant. Si le lait est un aliment parfait pour l'enfant nouveau-né, s'il peut suffire quelque temps à un adulte soumis au repos absolu, il est insuffisant pour nourrir un homme qui, comme presque tous les albuminuriques, reste valide; son emploi exclusif amène la diminution du poids du corps, la perte des forces, produit une véritable anémie, qui se montre d'autant plus facilement et qui est d'autant plus à redouter que les albuminuriques ont une grande tendance à la cachexie. MM. Lecorché et Talamon (1) ont rapporté des observations de

____

(1) Lecorché et Talamon. *Méd. moderne*, 14 janv. 1893.

malades chez qui, à la suite d'une diète lactée longtemps prolongée (quatre mois, neuf mois, dix-huit mois), on trouvait un état général des plus précaires : pertes des forces, amaigrissement (de 35 livres dans un cas), affaiblissement extrême. La cessation de la diète lactée amena, dans tous ces cas, une amélioration rapide en même temps que cessait parfois une albuminurie, réduite, il est vrai, au minimum, mais que le lait était impuissant à faire disparaître.

L'étude de la composition chimique du lait vient donner la raison de ces faits. En comparant la proportion des différents principes que renferme le lait avec la ration d'entretien d'un homme adulte, on voit que, en faisant ingérer quatre litres de lait (ce qui est la dose maxima que l'on puisse atteindre), on donne une quantité plus que suffisante d'albumine et de graisses, tandis que la quantité des principes hydrocarbonés est insuffisante. C'est à cette restriction des hydrocarbures qu'il faut attribuer la dénutrition qui accompagne la diète lactée (1).

Les travaux de M. Germain Sée (2) sur la ration d'entretien en sont d'ailleurs la preuve. Il insiste sur l'importance des hydrocarbures dans l'alimentation et propose de remplacer l'ancienne ration d'entretien composée de :

> Albumine...................... 118 grammes.
> Graisses .... 40 —
> Hydrocarbures........... 350 à 400 —

par la suivante :

> Albumine...................... 60 grammes.
> Graisses .... 60 —
> Hydrocarbures............... 500 —

Ces connaissances sont d'une grande importance pour l'établissement du régime alimentaire.

La diète lactée exclusive ne doit donc pas être appliquée inutilement ; elle sera réservée aux cas que nous avons énu-

(1) Rondot. *Régime lacté*, p. 23.
(2) G. Sée. *Acad. de méd.*, 1892.

mérés plus haut; dans toute autre circonstance, l'albuminurie
ne réclamera pas de thérapeutique aussi énergique; il faudra
permettre au malade une alimentation plus large. Le lait
n'en reste pas moins fort utile dans ces cas; joint à une alimentation choisie, il constitue le régime habituel des brightiques, le *régime mixte*. Ce régime, loin d'entraîner l'amaigrissement comme la diète lactée, est, au contraire, un régime
d'engraissement à cause de la richesse du lait en graisses, sa
pauvreté en hydrocarbures étant compensée par les aliments
que l'on y joint (1).

Le lait pris comme boisson aux repas sera suffisant à la
dose de 1 à 2 litres par jour. Coupé avec des eaux alcalines,
il sera la boisson de choix pour les albuminuriques.

Enfin, chez quelques-uns d'entre eux, on peut supprimer
complètement l'usage du lait et le remplacer par d'autres
boissons, et cela dans les cas où il est mal supporté comme
boisson de table; mais surtout chez les malades dont l'albuminurie est très peu abondante, irréductible, et nullement
influencée par le régime. Telles sont les albuminuries persis-
tantes, consécutives à des néphrites aiguës, qui ne s'accompagnent d'aucun trouble de la santé, et que MM. Cuffer
et Gastou ont considérées comme dues à des néphrites par-
tielles (2).

Nous allons donc étudier successivement quels sont les
aliments et les boissons que l'on doit conseiller aux brightiques et dans quelles conditions on doit en régler l'usage.

Aliments. — Quels que soient les aliments que l'on permette
aux brightiques, leur emploi doit être soumis à des règles
hygiéniques sévères qui en faciliteront la tolérance. Ils ne
devront être ingérés qu'en petite quantité à la fois; l'albuminurie augmentant par le fait de la digestion, on conseillera des
repas fréquents et peu abondants; en outre, le taux de l'albumine étant toujours plus élevé le soir, il y aura intérêt à
remplacer le repas du soir par une légère collation.

Les aliments seront ingérés sous une forme qui en rende la

(1) Mathieu. *Thérapeutique des maladies de l'estomac et de l'intestin.*
(2) Cuffer et Gastou. *Rev. de méd.*, fév. 1891.

digestion facile. Les poudres de viande, les viandes pulpées, les purées de légumes sont des préparations très avantageuses, car elles ne donnent presque pas de résidu. Les mets seront préparés simplement, sans épices, sans condiments, de façon à être le moins nocifs pour l'épithélium rénal. On ne permettra que des aliments frais qui donnent beaucoup moins de matières extractives toxiques. En un mot, on respectera autant que possible les indications générales que nous avons posées au début.

Quant à la nature des aliments permis, c'est là une question souvent discutée et différemment résolue, certains aliments, les œufs, la viande, par exemple, ayant été successivement regardés comme nuisibles ou inoffensifs.

Il est difficile, en effet, d'établir une règle générale pour l'alimentation des brightiques, les uns supportant bien un régime presque semblable à celui de l'homme sain, les autres voyant survenir des accidents au moindre écart de régime. Aussi faut-il, pour chaque malade, procéder par tâtonnements en se guidant sur son état général, sur l'intégrité plus ou moins parfaite de ses voies digestives, en recherchant ses susceptibilités individuelles (certains aliments produisant toujours une augmentation du taux de l'albumine), on arrivera ainsi à instituer le régime le plus utile dans chaque cas ; et ce sera celui qui, sans donner lieu à aucun accident d'insuffisance rénale, à aucun phénomène toxique, se rapprochera le plus du régime normal.

Dans tous les cas, il faudra toujours procéder graduellement et commencer par les aliments habituellement bien supportés. C'est ainsi qu'on commencera d'abord par le *régime végétal* dont l'utilité est reconnue par tout le monde et qui offre, en effet, de nombreux avantages. Il est suffisant pour l'alimentation avec dépense de forces. Les végétaux constituent des aliments complets; s'ils contiennent généralement moins d'azote que la viande, ils sont beaucoup plus riches en hydrates de carbone, sucre, féculents, dextrine. En outre, devant être mangés frais et s'altérant, d'ailleurs, très lentement, ils ne renferment pas de toxines et ne donnent pas lieu à la formation de matières extractives.

Ce sont surtout les légumes secs azotés (haricots, pois, lentilles) qui peuvent être utiles. Le riz, qui est d'une grande
richesse nutritive, est d'une grande ressource. M. Dujardin-
Beaumetz a conseillé un féculent exotique, le soja japonais,
sorte de pois qui renferme une quantité considérable de matières protéiques.

Quant aux légumes verts, les herbacés, les salades, tout le
monde reconnaît leur innocuité. Leurs principes azotés sont,
en effet, sous forme d'amides ou d'acido-amides, ne ressem-
blant en rien aux albumines proprement dites (Germain Sée).
Malheureusement ils ne sont que fort peu assimilables et, par
suite, peu nourrissants.

Senator recommande de s'abstenir des légumes piquants
tels que les radis, les raves, etc., et M. Dujardin-Beaumetz
conseille d'éviter les choux qui souvent donnent lieu à des
fermentations intestinales.

Les fruits constituent un aliment ternaire des plus utiles
pour les brightiques. Crus ou cuits, M. Germain Sée recommande leur emploi. On évitera cependant les noix à cause de
leur richesse en albumine.

Après les légumes, on aura recours aux autres hydrates de
carbone et aux graisses sur l'utilité desquels Senator a beaucoup insisté, mettant en lumière leur rôle d'aliments
d'épargne. Ils suppléent, en effet, à l'albumine des tissus.
Nous avons vu quelle était l'importance des hydrocarbures
dans l'alimentation. Ces aliments doivent donc jouer le plus
grand rôle dans le régime du brightique. On les donnera sous
forme de pâtes alimentaires : macaroni, nouilles, farine lactée,
chocolat, racahout, etc.

Parmi les graisses, on s'adressera surtout au beurre qui est
plus facile à digérer.

Les avis ont été beaucoup plus partagés sur l'usage des
œufs qui, pendant longtemps, ont été rigoureusement bannis
de l'alimentation des brightiques. Semmola et Senator les
ont proscrits absolument. Une expérience de Claude Bernard
avait en effet montré l'appartion de l'albuminurie à la suite
d'ingestion d'œufs durs. Nous avons vu que ces faits pouvaient
être interprétés de différentes manières. MM. Lecorché et

Talamon ont entrepris des recherches à ce sujet qui les ont conduits aux conclusions suivantes : pour les œufs dont l'albumine a été coagulée par la coction, leurs effets sont les mêmes que ceux d'une alimentation fortement azotée ; leur emploi doit être subordonné aux mêmes règles. Quant aux œufs crus ou peu cuits, le résultat de leur ingestion est variable. Chez les brightiques dont l'estomac fonctionne régulièrement, l'albumine de l'œuf est peptonisée et assimilée comme celle des autres aliments azotés ; elle ne détermine aucune modification dans la quantité d'albumine excrétée. Au contraire, dans un cas de mal de Bright avancé, avec mauvaise nutrition générale, leur absorption peut encore être régulière ; mais l'assimilation est défectueuse ; ils produisent une augmentation de l'albumine, sans entraîner cependant d'irritation rénale. Il vaut mieux, dans ces cas, s'en abstenir. Enfin, chez les brightiques présentant des troubles digestifs ou menacés de poussées aiguës albuminuriques, l'absorption et l'excrétion de l'albumine de l'œuf non peptonisée produisent une irritation rénale dangereuse. Il faut alors les proscrire absolument.

Il résulte de ces recherches que les œufs peuvent entrer dans l'alimentation des brightiques ne présentant pas de troubles digestifs. MM. Dujardin-Beaumetz et Germain Sée en conseillent l'usage. Jamais ils ne les ont vu augmenter l'albuminurie. La seule précaution est de les faire absorber bien cuits (œufs durs, brouillés).

C'est à un régime, ainsi composé de légumes, d'hydrates de carbone, de graisse et d'œufs, que l'on soumet généralement les brightiques. Les éléments qui le composent permettent la plus grande variété dans les menus, et il est habituellement bien supporté des malades. Cependant, il est souvent utile de recourir à une alimentation plus riche et de permettre au malade le régime carné.

On a longtemps cru que les *viandes* devaient être rigoureusement exclues de l'alimentation des albuminuriques. Ce sont, en effet, des aliments d'une digestion plus difficile ; elles produisent des substances albuminoïdes dont l'élimination par le rein est irritante, des matières extractives dont nous connaissons le danger pour l'épithélium rénal.

Cependant, l'utilité du régime carné, chez les brightiques,

a été démontrée par de nombreuses observations de MM. Lecorché et Talamon, Germain Sée, etc., et cela surtout chez ceux qui ont une tendance spéciale à l'anémie et qu'un régime moins riche mènerait à une cachexie précoce.

Un travail récent d'un médecin anglais, M. Hate White (1), vient confirmer cette opinion. Il a soumis successivement dix brightiques chroniques à la diète lactée, à une alimentation farineuse, et à un régime mixte reconstituant (viandes, farineux, lait, beurre, etc.). Il a observé que, si avec le régime lacté la quantité des urines est augmentée, ces divers modes d'alimentation n'ont par contre pas d'influence bien constante sur le poids spécifique de l'urine et la quantité de l'urée ; et, qu'enfin, le régime mixte, plus que tous les autres, exerce une action favorable sur l'état général des malades et ne paraît nullement favoriser la production de l'urémie.

On peut donc, et on doit même, dans certains cas, permettre l'usage des viandes aux albuminuriques chroniques ; mais alors on les surveillera étroitement, prêt à revenir à un régime plus rigoureux, si quelque symptôme inquiétant apparaît. Les viandes permises seront toujours fraîches, pour éviter les ptomaïnes que la putréfaction y développe, et très cuites. Les gibiers, les salaisons, la charcuterie seront rigoureusement interdits.

On recommande habituellement l'usage des viandes blanches (veau, agneau, volailles), et M. Dujardin-Beaumetz conseille spécialement les viandes gélatineuses (têtes de veau, pieds de mouton, etc.); cependant, d'après M. Germain Sée, les viandes noires ne sont pas plus dangereuses, à condition d'être absorbées en quantité modérée.

On permettra l'usage des poissons frais, tandis qu'on proscrira de l'alimentation les crustacés et les mollusques.

Boissons. — Quant aux boissons qui peuvent remplacer le lait chez les albuminuriques, des opinions diverses ont été

______

(1) W. Hate White. *Soc. roy. de méd. et de chir. de Londres*, 25 avril 1893.

émises. Mais tous les médecins sont d'accord pour proscrire absolument les boissons fortement alcooliques, non pas surtout à cause de l'action directe que l'alcool peut exercer sur le rein, mais à cause de la pertubation des fonctions digestives et de l'altération de la nutrition générale qu'il produit (Labadie-Lagrave).

Les vins de fruit, les vins légers, blanc ou rouge au gré du malade, sont le plus habituellement conseillés comme boisson de table. M. Germain Sée leur préfère cependant l'infusion de thé léger.

Quant à la bière, si MM. Lecorché et Talamon la conseillent à cause de ses qualités diurétiques, Senator la repousse à cause de la grande quantité des matières extractives qu'elle renferme ; en tout cas ; il n'est question ici que des bières légères, les bières anglaises, fortement alcoolisées, étant évidemment nuisibles.

L'usage des eaux minérales est très utile chez les albuminuriques. MM. Lecorché et Talamon en ont fait une étude approfondie et ont abouti aux conclusions suivantes.

Les eaux bicarbonatées sodiques : Vichy (Célestins), Royat, Vals, Saint-Nectaire, qui favorisent la polyurie et agissent favorablement sur les voies digestives, sont indiquées chez les brightiques qui présentent des troubles digestifs ou hépatiques. Chez les malades anémiés et épuisés, on préférera les eaux bicarbonatées et sulfatées calcaires de Contrexéville, Pougues, Vittel. Les eaux chlorurées (Bourbonne) et ferrugineuses, Bussang, Orezza, qui ont des propriétés reconstituantes et stimulent la nutrition, seront très utiles également chez les brightiques affaiblis et au début de la cachexie.

Telles sont les considérations qui doivent présider à l'établissement du régime alimentaire chez les albuminuriques. On sait que ce régime doit être bien moins sévère qu'on ne l'a dit généralement. C'est qu'en effet, à côté de l'insuffisance rénale et de l'urémie contre lesquelles est dirigée la diète lactée, il y a un autre écueil à éviter non moins grave, bien que plus insidieux, c'est l'anémie et l'affaiblissement de l'état général qui ne tardent pas à faire du brightique insuffisamment nourri un véritable cachectique.

Pour cela, on permettra au malade tous les aliments qu'il pourra supporter, dans les conditions auxquelles nous avons subordonné leur emploi, et en le soumettant à une hygiène alimentaire sévère. Mais, dès que l'on verra apparaître un symptôme pouvant faire craindre l'urémie : diminution dans la quantité des urines, céphalalgie, œdèmes, vomissements, troubles respiratoires, il faudra aussitôt restreindre l'alimentation et revenir à la diète lactée ; de même, et cela se voit surtout dans le cours des néphrites interstitielles, dès que l'activité du cœur paraît s'exagérer ; que les phénomènes asystoliques sont à craindre, on recourra vite à l'usage exclusif du lait. Ces cures de lait, d'une durée de trois semaines environ, sont de la plus grande utilité chez presque tous les brightiques. Il y aurait même avantage à les instituer sans indication spéciale tous les six mois, par exemple, chez la plupart des albuminuriques.

Régime mixte de M. G. Sée (1).

Lait	1000 grammes.
Pain blanc grillé	250 —
Beurre	50 —
Sucre	50 —
Soupe	500 —
Café ou thé	
Macaroni	100 —

Régime de M. Dujardin-Baaumetz (2).

Les albuminuriques devront manger peu à la fois et faire des petits repas espacés.

Le lait doit servir de base au régime, mais comme il ne peut être indéfiniment continué, on aura recours aux œufs ayant subi une légère coction, aux féculents, aux fruits, aux légumes qui joints aux graines et au lait peuvent suffire à l'alimentation. La viande de porc lui a semblé entre toutes

(1) Labadie-Lagrave. *Pathogénie et Traitement des néphrites*. p. 189.
(2) Dujardin-Beaumetz *l. c.* p. 190.

augmenter le moins l'albuminurie; aussi recommande-t-il le jambon, le porc rôti froid et en particulier les parties grasses; pas de poissons, peu de fromage.

Comme boisson le lait ou un vin tonique coupé avec des eaux légèrement alcalines (Vals, Vichy); pas de vin pur, pas d'eau-de-vie, pas de liqueurs, pas de bière.

Dans les néphrites parenchymateuses chroniques avec œdème plus ou moins généralisé le régime lacté exclusif peut-être tenté pendant quelques semaines. Au bout de 3 à 5 semaines, le taux de l'urine restant invariable prescrire le régime mixte du professeur Sée, (voir plus haut).

Dans la *néphrite interstitielle* le régime lacté est indiqué moins pour faire disparaître l'albumine qui, en général, est peu abondante, que pour faire disparaître l'imperméabillté rénale.

Le régime lacté mixte est indiqué lorsque se montrent les œdèmes.

Dans les diverses formes de la *néphrite chronique* le régime lacté exclusif est indiqué toutes les fois qu'il survient des formes inflammatoires avec douleurs lombaires, fièvre, diminution d'urine. Une fois la crise passée revenir au régime mixte (1).

Traitement du mal de Bright chronique.

Par M. Senator, de Berlin (2).

Il entend sous le nom de néphrite chronique toute altération inflammatoire diffuse de l'appareil rénal, se traduisant par la présence de l'albumine dans les urines, et durant en général d'un à plusieurs mois. Cette définition, aussi compréhensive que possible, prouve que les formes du mal de Bright chronique varient à l'infini; car, dans cette inflammation diffuse du rein, certaines lésions peuvent prédominer et impri-

(1) Labadie-Lagrave, *l. c.*
(2) Congrès de Vienne, 1890, *in Médecine Moderne.*

mer ainsi à la néphrite des caractères cliniques spéciaux. Toutefois il y aurait deux formes principales à distinguer : 1° la néphrite parenchymateuse chronique, gros rein blanc, où les lésions se localisent de préférence dans les épithéliums des tubes urinaires; 2° la néphrite vasculo-interstitielle, petit rein granuleux, plus lente dans son développement que la néphrite parenchymateuse, et caractérisée par la production de tissu conjonctif et rétraction cicatricielle consécutive du rein. La marche de cette néphrite est essentiellement insidieuse.

Or, ces deux formes de néphrites ont des causes déterminantes; peut-on, en instituant un traitement de ces causes, guérir, voire même prévenir l'évolution du mal de Bright chronique ?

Il ne le croit pas. La néphrite chronique d'emblée, surtout en ce qui concerne le type parenchymateux, est chose assez rare; et plus souvent qu'on ne le croit en général, la néphrite aiguë se transforme en néphrite chronique. Il y a donc de ce fait une indication précieuse à tirer. Il faut observer les néphrétiques même après leur guérison absolue en apparence, examiner leurs urines à différentes reprises, et éviter ainsi au malade, par un traitement, approprié les dangers de la néphrite chronique.

Si on passe en revue les causes présumées des maladies chroniques, on trouve tout d'abord le refroidissement, non pas brusque, mais lent, prolongé, ou en général par un froid humide. Puis viennent les maladies constitutionnelles, telles que la syphilis, la malaria, l'alcoolisme, le tabagisme, le saturnisme, le diabète.

La grossesse, les stases sanguines dans le rein, peuvent également provoquer le mal de Bright chronique.

Devant toutes ces causes, il faut l'avouer, la médecine est absolument impuissante. Trop peu précises pour qu'on puisse les empêcher prophylactiquement, elles ne se prêtent même pas à des indications pour le traitement de l'affection qu'elles ont déterminée, dans la syphilis par exemple. On n'osera jamais traiter une néphrite syphilitique par des préparations mercurielles. Celles-ci ont pour effet certain d'exagérer les symptômes rénaux, et d'aggraver la situation du malade au lieu de l'améliorer.

Il faut donc avoir recours au traitement des symptômes. A ce point de vue la néphrite parenchymateuse chronique se rapproche étrangement de la néphrite aiguë. Comme dans celle-ci, les antiphlogistiques ne servent à rien. Il ne faut pas songer à agir directement sur le rein. Il est trop profondément situé pour cela. Quant à l'action réflexe, elle est trop faible pour exercer une influence favorable sur les lésions rénales. Au contraire, il déconseille fortement l'emploi des irritations de la peau, presque toujours dangereuses.

Des médicaments qui agissent sur le rein malade, il n'y en a pas. Les astringents, dit-on, guérissent ou diminuent l'albuminurie. Semmola accepte cette action, parce que pour lui la néphrite n'est due qu'à la présence de grandes quantités d'albumine dans le sang. Or, à l'heure qu'il est, le savant professeur italien est seul de son avis. On peut le dire franchement, il n'y a pas de médicaments qui guérissent la néphrite; même l'ichtyol, qui agit si bien dans les inflammations chroniques de la peau, n'a aucune action sur le rein enflammé. Les préparations martiales ne donnent pas non plus de résultats bien favorables.

Cette impuissance de la thérapeutique active ne signifie pas que le mal de Bright chronique est une maladie à évolution fatalement progressive. La néphrite désormais peut s'arrêter et s'arrête le plus souvent dans sa marche. Mais la guérison ne se fait pas par *restitutio ad integrum*. Les parties atteintes sont à jamais perdues. Il y a là une certaine analogie avec la guérison de l'ulcère rond de l'estomac; la portion de la muqueuse, siège de l'ulcère, est perdue au point de vue fonctionnel, mais le reste de la muqueuse remplace par une sorte de compensation physiologique la partie compromise. C'est donc là, comme le disent si justement Lecorché et Talamon, une guérison fonctionnelle plutôt qu'anatomique. Quant à lui, il a guéri deux cas de néphrite chronique après deux ans de traitement. Johnson a vu guérir un cas après une durée de trois ans.

Le principe qui régit le traitement des néphrites chroniques est celui de l'épargne. Hoffmann l'a même posé comme but thérapeutique; et en effet, en épargnant l'organe, en ne lui faisant remplir que juste le strict nécessaire de son rôle physiologique, on aide beaucoup au rétablissement de ses fonctions vitales. L'épithélium rénal est compromis en partie; il faut donc faire passer par les reins juste la quantité de substances qui peut être éliminée par la portion rénale restée plus ou moins indemne; mais l'oblitération des tubes urinifères par le gonflement et la desquamation épithéliale détermine forcément une stase sanguine dans les glomérules du rein; il s'ensuit un œdème local et une infiltration qui, à la longue, déterminent une sclérose vasculaire et péri-vasculaire. Or, cette complication n'est pas aussi dangereuse qu'on le pense en général, car si l'épithélium ne peut être remplacé pour l'élimination des substances toxiques, les glomérules trouvent un succédané physiologique, pour l'élimination de l'eau, dans la peau et dans quelques muqueuses.

Si l'on extirpait tous les glomérules du rein, la peau, les muqueuses bronchiques et intestinales suffiraient à les remplacer largement.

Donc laver les reins, tout en évitant l'accumulation ou l'introduction des substances toxiques difficiles à éliminer, voilà le principe du traitement des néphrites parenchymateuses chroniques.

Supprimer tout apport d'albumine, c'est condamner le malade à l'inanition. Or il ne faut pas que le malade ait faim; pour cela il suffira de donner peu d'albumine et beaucoup de graisse et d'hydrocarbures.

Le repas suivant représente le strict nécessaire à l'entretien d'un individu adulte.

Albumine	85 grammes.
Graisses	52 —
Hydrocarbures	500 —

On peut même administrer la moitié de l'albumine que nous indiquons, à la condition de doubler, voire même tripler, la quantité de graisse. Rosenstein a démontré que, si l'on sup-

prime complètement l'albumine dans l'alimentation, la digestion des hydrocarbures et des graisses se trouve gravement
compromise ; et, conséquent avec lui-même, Rosensteim ne
croit pas que l'albumine ingérée exagère l'albuminurie ; si
cette opinon est par trop absolue, il n'en est pas moins vrai
que l'on a exagéré l'importance de l'albuminurie.

Les graisses qui conviennent le mieux sont l'huile de foie
de morue qui nourrit admirablement, la crème du lait, et autres
graisses faciles à digérer.

Quant à l'albumine, le lait en contient assez pour amener
l'alimentation du malade. Tous les auteurs admettent le lait ;
et je crois aussi que le régime lacté est une excellente médication. Il faut en donner 2 à 3 litres par jour aux malades ;
mais je ne suis pas partisan du régime lacté exclusif ; il y a
là des répulsions chez le malade, quelquefois très difficiles à
vaincre. Il faut s'ingénier à en modifier l'administration ; s'il y a
des troubles digestifs, il est bon de mélanger au lait un peu
de cognac ou autres substances, qu'il faut quelquefois laisser
au choix du malade. Le koumis, le képhir, doivent être bons à
cause de leur contenu en alcool et acide lactique.

Les matières amylacées, et spécialement le lait d'amandes,
donnent des résultats excellents ; les viandes pauvres en ptomaïnes, les viandes blanches, le poisson, sont également à
recommander.

On peut même donner des œufs. Œrtel et Schreiber ont
démontré que l'ingestion d'œufs ne produit pas l'albuminurie, et ne l'augmente pas quand elle existe. Toutefois les
œufs en trop grande quantité sont très dangereux.

Quant aux boissons, le principe de la déshydratation organique d'Œrtel est mauvais. Il y a longtemps que Bamberger a
démontré que l'ingestion de grandes quantités de liquide est
utile dans les néphrites chroniques. La bière, à cause de
sa richesse en matières extractives, est absolument contre-
indiquée.

L'activité musculaire, par les grands déchets qu'elle accu-
mule dans l'organisme, est très dangereuse. Il faut la limiter
autant que possible et, suivant les cas, on prescrira même un
repos absolu au lit.

Diurétiques. — Les hydrocarbures, en formant de l'eau à l'intérieur de l'organisme, sont surtout utiles. Mais on en administrera peu lorsque les urines seront rares et riches en albumine. La pression sanguine peut être augmentée par l'ingestion du liquide, et en enduisant la peau de grandes quantités de graisse, ou de lanoline d'après les formules d'Unna.

L'attention sera surtout dirigée du côté du cœur. L'hygiène doit être d'autant plus sévère que dans la plupart des cas les malades se croient bien portants; or il faut absolument interdire toute fatigue et éviter autant que possible la pléthore.

TABLE DES MATIÈRES

PREMIÈRE PARTIE

DES ALIMENTS ET DE LEUR COMPOSITION

III. Substances végétales.

DEUXIÈME PARTIE

HYGIÈNE ET RÉGIMES ALIMENTAIRES

TROISIÈME PARTIE

RÉGIMES ALIMENTAIRES DANS LES MALADIES

LE MANS. — TYPOGRAPHIE EDMOND MONNOYER, 12, PLACE DES JACOBINS.